essentials

Außerfamiliäre Betreuung von Kleinkindern

Martina Zemp · Guy Bodenmann ·
Peter Zimmermann

Bindungstheoretische Hinweise
für Therapeuten, Pädagogen und
Pädiater

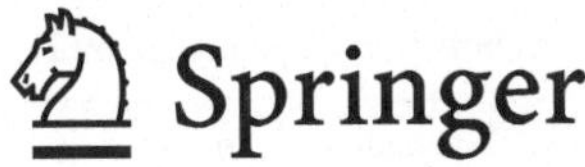

Springer

Martina Zemp
Wien, Österreich

Guy Bodenmann
Zürich, Schweiz

Peter Zimmermann
Wuppertal, Deutschland

ISSN 2197-6708   ISSN 2197-6716   (electronic)
essentials
ISBN 978-3-658-27595-2   ISBN 978-3-658-27596-9   (eBook)
https://doi.org/10.1007/978-3-658-27596-9

Die Deutsche Nationalbibliothek verzeichnet diese Publikation in der Deutschen Nationalbibliografie; detaillierte bibliografische Daten sind im Internet über http://dnb.d-nb.de abrufbar.

Springer ist ein Imprint der eingetragenen Gesellschaft Springer Fachmedien Wiesbaden GmbH und ist ein Teil von Springer Nature.
Die Anschrift der Gesellschaft ist: Abraham-Lincoln-Str. 46, 65189 Wiesbaden, Germany

Was Sie in diesem *essential* finden können

- Eine Zusammenfassung der Bindungstheorie und neue Entwicklungen der Bindungsforschung
- Eine Diskussion über den Einfluss multipler Betreuungspersonen auf die kindliche Bindungsentwicklung
- Einen wissenschaftlichen Überblick zu den möglichen Folgen von außerfamiliärer Kinderbetreuung für die kindliche Entwicklung
- Eine bindungstheoretische Einordnung des aktuellen Forschungsstands
- Eine Auseinandersetzung mit der Rolle der Eltern als Schlüsselfiguren im geteilten Betreuungsarrangement

Vorwort: Worum geht's?

Das Thema der außerfamiliären Kinderbetreuung ist in der Medienöffentlichkeit stark präsent und wird kontrovers diskutiert, was nicht selten zu Verunsicherungs- und Schuldgefühlen bei den Eltern führt. Ob man sein Kind in außerfamiliäre Betreuung geben soll, ab welchem Alter, wie häufig und wie lange sind Fragen, welche sich viele Eltern stellen. Diese Frage ist umso dringlicher, als Eltern das Beste für ihr Kind möchten, gleichzeitig jedoch im Spannungsfeld zwischen kindlichem Wohlergehen, eigener Verwirklichung und Erwartungen anderer und der Gesellschaft stehen.

Moderne Gesellschaften verlangen eine hohe Flexibilität seitens der Arbeitnehmer/innen und haben neue Formen der Lebens- und Familienführung hervorgebracht. Eltern, die ihre Lebenssituation nach der Geburt eines Kindes nicht bedingungslos anpassen können oder wollen, ohne Gefahr zu laufen, beruflich den Anschluss zu verlieren oder es sich finanziell nicht leisten können, benötigen öffentliche Kindertagesbetreuung (Kindertagesstätten, Krippen). Dies schlägt sich in aktuellen Statistiken zur Inanspruchnahme nieder: In der Schweiz liegt die außerfamiliäre Betreuungsquote bundesweit bei 33,2 %, in Schweizer Großstädten noch deutlich höher bei 54,3 % (Bundesamt für Statistik Schweiz 2017). In Deutschland beträgt die Betreuungsquote in der Altersgruppe der 0- bis 3-Jährigen 32,7 % (Statistisches Bundesamt Deutschland 2016), in Österreich bei den 0- bis 2-Jährigen 26.1 % (Statistik Austria 2018). In den deutschsprachigen Ländern beansprucht also rund jede dritte Familie irgendeine Form der institutionellen Tagesbetreuung bei Kleinstkindern (vor dem Kindergarten). Hinzu kommt häufig die Betreuung der Kinder durch Großeltern oder Tageseltern.

Bei der Nachfrage nach familienergänzender Kinderbetreuung handelt es sich in aller Regel um ein gesellschaftliches Anliegen und häufig nicht primär um ein individuelles Ansinnen moderner, berufstätiger Mütter. Aufgrund der guten Bildung der Frauen (es erlangen heute mehr Frauen einen Universitätsabschluss als Männer) wird insbesondere seitens der Wirtschaft die Forderung laut, dass Frauen berufstätig sein sollten, um ihr Kapital nutzen zu können. Frauen mit Kinderwunsch bringt dies oft in ein Dilemma, möchten sie doch gute Mütter *und* gute Berufsleute sein. Hinsichtlich der mütterlichen Berufstätigkeit kursiert häufig das Vorurteil, dass diese für die Kinder schädlich sei. Ein Ländervergleich zu verschiedenen Einstellungen in der Bevölkerung zeigt, dass die Meinungen, ob ein Vorschulkind leide, wenn die Mutter erwerbstätig ist, in Europa weit auseinandergehen. Besonders kritisch wird es in Osteuropa (Ungarn, Georgien, Russland und Bulgarien) angesehen. Am liberalsten zeigten sich die Bewohner aus Norwegen, Estland, Ostdeutschland und Japan (Panova und Buber-Ennser 2016).

Was wir heute aus psychologischer Sicht über die Berufstätigkeit von Frauen wissen, ist, dass sie vielseitige positive Effekte auf ihr Wohlbefinden (Abwechslung, finanzielle Unabhängigkeit, Anerkennung, Freude und Befriedigung etc.) mit sich bringt – allerdings nur, wenn die Arbeit solch positive Effekte überhaupt bieten kann, wenn Frauen freiwillig und gerne arbeiten und die Unterstützung des Partners haben. Im Falle von eigenen Kindern muss zudem der Prozentsatz der Berufstätigkeit als kompatibel mit der Kinderbetreuung erlebt werden. Auch Müttern mit hohen Ansprüchen im Beruf gelingt es in solchen Konstellationen häufig, eine gute Bindungsqualität zum Kind zu entwickeln und aufrechtzuerhalten. Wenn sie ihr berufliches Engagement als positiv und vorteilhaft für das eigene Befinden erachten, können sie in der Regel mit einem größeren Selbstverständnis in die Bindung des Kindes investieren. Gleichzeitig berichten aber die meisten Eltern große Bedenken und Gefühle der Schuld und Traurigkeit, wenn es um die Wahl eines geeigneten Betreuungsmodells für ihr Kind geht. Fachpersonen, die mit Eltern und Familien arbeiten und an die diese Ambivalenz herangetragen wird, stellen hier eine wichtige Form der professionellen Beratung dar. An diese Fachleute und an betroffene Eltern richtet sich dieses Buch.

Zur Begriffserläuterung wird angemerkt, dass sich der Text auf die institutionelle Betreuung im Kleinstkindesalter (bis 3 Jahre) konzentriert. Wir benutzen dafür die Bezeichnungen der „Kindertagesstätten" resp. „Kitas", in der „Betreuer/innen" arbeiten. Diese Begriffe sind synonym zu verstehen mit den auch üblichen Bezeichnungen „Kinderkrippen" und „Erzieher/innen". (Halb-)Private Formen der Kinderbetreuung (durch Großeltern, Nannys, Tagesmütter etc.) werden in diesem Beitrag nicht diskutiert.

Martina Zemp
Guy Bodenmann
Peter Zimmermann

Inhaltsverzeichnis

Hintergründe und Grundannahmen der Bindungstheorie

1

1.1 Bindung als angeborenes Grundbedürfnis

Die wissenschaftlichen Erkenntnisse im Rahmen der Bindungstheorie von John Bowlby (1969, 1973) haben das Wissen über die Bedingungen für eine gesunde Kindesentwicklung über die letzten Jahrzehnte grundlegend geprägt. Durch frühkindliche Erfahrungen von Geborgenheit und Nähe von den primären Bezugspersonen gelangen Kinder zu der wichtigen Überzeugung, dass die Welt ein sicherer Ort ist, in der sie geliebt werden, wie sie sind und dass sich jemand bedingungslos um sie kümmert. Dieses verinnerlichte Wissen ist ein Grundpfeiler für das spätere psychische Wohlbefinden. Es geht einher mit einem Urvertrauen in andere und mit dem Wissen, dass man versorgt und getröstet wird, wenn man dies benötigt (Spangler und Zimmermann 2019).

Der menschliche Fetus wird in einem „Zustand großer Unreife" (Holmes 2002, S. 94) geboren, weil der verhältnismäßig große Gehirnumfang später nicht mehr durch den Beckenboden der Mutter passen würde. Aus diesem Grund werden Menschen in einer sehr viel früheren Phase ihrer ontogenetischen Entwicklung geboren als der Nachwuchs jeder anderen Art von Säugetieren. Ein wesentlicher Entwicklungszeitraum findet deshalb außerhalb des Mutterleibs statt und infolgedessen dauert die Sozialisation beim Menschen, verglichen mit den meisten Tierarten, erheblich länger und das Investment in die Bindung ist deutlich ausgeprägter.

Menschliche Neugeborene verfügen über ein angeborenes Verhaltensrepertoire von Bewegungen und Kommunikationsfertigkeiten (Laute, Gestik und Mimik), um Bedürfnisse ab Geburt zu signalisieren (z. B. durch Weinen, Wimmern und Schreien, später auch Rufen, Nachlaufen oder Anklammern). Dieses Bindungsverhalten zeigt der Säugling bei Irritation, Angst, Missempfindung, Unbehagen,

© Springer Fachmedien Wiesbaden GmbH, ein Teil von Springer Nature 2019
M. Zemp et al., *Außerfamiliäre Betreuung von Kleinkindern*, essentials,
https://doi.org/10.1007/978-3-658-27596-9_1

1

Erkrankung und bei jedem anderen Versorgungsbedürfnis oder Stresserleben und es hat eine überlebenswichtige Funktion. Ziel des aktivierten Bindungssystems ist es, eine versorgende Bezugsperson zu erreichen, die dem Kind Schutz bietet, seinen Stress reduziert und so zur Wiedererlangung des Grundbedürfnisses nach Sicherheit und Geborgenheit beiträgt (Grossmann und Grossmann 2012). Bei feinfühligem Fürsorgeverhalten stillen die primären Bezugspersonen die Bindungsbedürfnisse des Kindes durch emotionale Nähe, Trost und Sicherheit (in den Arm nehmen, trösten, streicheln, liebevoll zureden, füttern, wickeln etc.). Kleinkind und Bezugsperson werden hier als Partner einer aktiven, reziproken Interaktion betrachtet; Bindungs- und Fürsorgesystem beeinflussen sich wechselseitig. Durch sichere Bindungserfahrungen gelangen Kinder zu der grundlegenden Überzeugung, dass sie geliebt werden, dass sie für die Umwelt wichtig sind und sich jemand um sie sorgt, wenn sie belastet sind.

1.2   Die sensible Bindungsphase

Eine relevante Frage ist, ob es bei Menschen eine sensible Phase der Bindungsentwicklung gibt. In welchem Alter ist Bindung ein zentrales Thema? Tab. 1.1 gibt einen Überblick über normtypische Meilensteine in der Entwicklung der Bindung in den ersten Lebensjahren[1], wobei hier deutliche interindividuelle Unterschiede bestehen.

Obgleich sich erste Bindungsmuster bereits mit 12 Monaten feststellen lassen, zeigt die Bindungsforschung, dass die Eltern-Kind-Bindung bis zum 5. Lebensjahr ein primäres Entwicklungsthema bleibt, emotionale Verfügbarkeit und Bindungserfahrungen wichtig bleiben und dies die Bindungsqualität weiterhin beeinflussen kann. Eine sichere Beziehungsqualität des Kindes zu den Eltern stellt jedoch bis in die Adoleszenz und darüber hinaus einer der wichtigsten bekannten Schutzfaktoren gegen psychische Störungen dar. Typische, wiederholt erfahrene Bindungserfahrungen zwischen Eltern und Kind sind damit lebenslang bedeutsam und spielen bei späteren Stresserfahrungen der Kinder und Jugendlichen eine zentrale Rolle für deren Bewältigung (Spangler und Zimmermann 2019).

---

[1]Dem pränatalen Entwicklungsstadium wird in der Fachliteratur zunehmend Beachtung geschenkt. Die Säuglingsforschung hat in den letzten Jahren beachtliche Erkenntnisse beschrieben, dass sich der Fetus bereits in vielfältigem Austausch mit der Mutter befindet. So steht die menschliche Geburt im engeren Sinne nicht für den Beginn, sondern möglicherweise für die Fortsetzung einer Art pränataler Bindung.

Tab. 1.1 Normative Bindungsentwicklung. (Bowlby 1969; Grossmann und Grossmann 2012; in Anlehnung an Schneider und Margraf 2009)

Bindungsphase	Alter (normtypisch)	Kennzeichen
Vorphase	ca. 0–3 Mt	Säugling zeigt angeborene Bindungssignale bei negativem Affekt, Unbehagen und Versorgungsbedürfnissen; Kind signalisiert Bindungsbedürfnisse jedoch noch ohne Appell an Personen (noch nicht gerichtetes, sondern allgemeines, Überleben sicherndes Bindungsverhalten); Kind ist ohne Unterschiede zwischen Personen sozial ansprechbar, zeigt angeborene Neigung sich bewegenden menschlichen Gesichtern zuzuwenden und schenkt jeder sich nähernden Person oder Stimme Aufmerksamkeit
Vorbindungsphase	ca. 3–6 Mt	Kind lernt, eigene Bindungsbedürfnisse gezielter an die soziale Umwelt zu richten, um Reaktionen hervorzurufen (Appell); Präferenz für vertraute Personen wird zunehmend ausgebildet, aber noch keine selektive Bindung; Kind zeigt erstmals Anzeichen von Fremdenangst
Bindungsent-stehung und -verfestigung	ca. 6–36 Mt	Bindungsverhalten wird zunehmend selektiv an einzelne vertraute Bezugspersonen gerichtet (Kind wählt aus); Kind kann sich durch zunehmende Mobilität aktiv in die Nähe der Bezugspersonen bringen, macht kleine Exkurse innerhalb sicherer Entfernung und mit der Zeit genügt schon ein Blickkontakt zur Beruhigung des Kindes („soziales Referenzieren"); Bezugsperson wird sichere Basis für die Erkundung der Umgebung; Wachsender Wortschatz kann die Kommunikation von Bindungsbedürfnissen gegenüber reinem Verhalten verbessern
Zielkorrigierte Partnerschaft	ca. 3–5 J	Kind kann die Absichten und Ziele der Bezugspersonen zunehmend besser verstehen und mit den eigenen Absichten abstimmen; Nicht-Verfügbarkeit der Bezugsperson oder das Warten auf sie wird vom Kind nicht mehr so schnell als Zurückweisung von Bindungsbedürfnissen wahrgenommen; Kind und Bezugsperson können gemeinsame Handlungsziele für die kurzfristige Zukunft vereinbaren

Deutliche Veränderungen erfährt der Ausdruck von Bindung in der Pubertät. Nach Largo und Czernin (2011) werden die Eltern in dieser Entwicklungsphase „entzaubert". Kleinkinder sind bedingungslos an die Eltern gebunden und in ihrem Wohlbefinden gänzlich von ihnen abhängig. In der Pubertät werde diese vertikale Beziehung weitgehend aufgelöst und weiche einer horizontalen, gleichberechtigten. Allerdings verliert das Bindungsbedürfnis auch in dieser Phase seine Bedeutung nicht. Durch zunehmende Stressbewältigungskompetenzen und Autonomie kommen Jugendliche zwar weniger häufig in Überforderungssituationen als Kleinkinder, sodass es seltener ausgelöst wird und außerdem fast nur noch gezeigt wird, wenn sie sich von anderen unbeobachtet fühlen (Zimmermann und Iwanski 2018). Bindungsverhalten verändert sich vom Suchen körperlicher Nähe mehr zum Suchen psychischer Nähe bei Überforderung. Auch sehr liebevolle und enge Eltern-Kind-Beziehungen werden deshalb von Jugendlichen seltener „genutzt", aber immer noch, wenn sie nicht mehr weiterwissen. Obgleich Jugendliche mehr Zeit außerhalb der Kernfamilie mit Gleichaltrigen verbringen und dort soziale Unterstützung suchen und eigene Erfahrungen und Ansichten vergleichen und bewerten lernen, bleibt die emotionale Verfügbarkeit der Eltern weiterhin relevant. Sichere Bindung im Jugendalter geht mit verträglicher, beziehungserhaltender Autonomie einher (auch bei Streit), unsichere Bindung eher mit feindseliger Autonomie. Nur wenige Freundschafts- und Liebesbeziehungen in dieser Phase haben bereits Bindungscharakter. Das Bild der emotionalen Tankstelle, wonach die Kinder und Jugendlichen immer wieder zu den Eltern zum Gespräch und zur Unterstützung zurückkehren können, bleibt damit bis ins Jugendalter relevant.

1.3 Historischer Ursprung der Bindungstheorie: Die Hospitalismusforschung

Anregende Impulse erhielt die Bindungstheorie in ihren Anfängen durch die Hospitalismusforschung, die sich mit der Entwicklung von Säuglingen in Findel- und Waisenhäusern der Nachkriegszeit befasste. Diese Beobachtungen zeigten, dass viele der Säuglinge trotz einwandfreier hygienischer Bedingungen und guter alimentärer Versorgung schwerwiegende Entwicklungsdefizite aufwiesen oder früh verstarben. Bowlby untersuchte das Phänomen im Auftrag der Weltgesundheitsorganisation (WHO) systematisch über Jahre und er war neben Meinhard von Pfaundler, René Spitz und Zdeněk Matějček einer der ersten, welche die hohe Kindersterblichkeit bindungstheoretisch diskutierten. Er ging davon aus, dass die schädlichen Auswirkungen auf die Säuglinge vor allem eine Folge von emotionaler Deprivation der primären Bezugsperson waren (Entzug von Zuneigung, emotionaler Wärme und Liebe). Die hohe Kindersterblichkeit in Kinderheimen sei folglich damit zu erklären, dass das Erreichen von Nähe und Geborgenheit zu einer Bindungsperson ein primäres, somit angeborenes Bedürfnis von Säuglingen ist und bei dessen Fehlen die Kinder schwere seelische Störungen bis hin zum Tod erfahren. Neuartig war zu dieser Zeit die Auffassung, dass neben der intakten körperlichen Versorgung die liebevolle Zuwendung von mindestens einer konstanten Bezugsperson für die Kindesentwicklung essenziell und sogar überlebenswichtig sei.

Dies hatte auch Harry Harlow mit seinen Experimenten an Rhesusaffen eindrücklich gezeigt. Diese hielten sich die meiste Zeit bei einer kuscheligen Frottiertuch-Mutterattrappe auf und gingen nur jeweils kurz zur nahrungsspendenden Drahtmutterattrappe, um ihren Hunger zu stillen. Nähe und Wärme erwiesen sich als wichtiger als Nahrung. Bei Vernachlässigung dieses elementaren Bedürfnisses nach Bindung kann es zu den beobachteten Symptomen des „Hospitalismus-Syndroms" kommen (tiefgreifende Entwicklungsauffälligkeiten oder -verzögerungen, emotionale und intellektuelle Retardierung, Kontakt- und Wahrnehmungsstörungen, erhöhte Krankheitsanfälligkeit etc.), in schweren Fällen kann der Verlust emotionaler Nähe tödlich enden. Dank dieser frühen Veröffentlichungen wurde allgemein anerkannt, dass Kinder, die in jener Zeit in Heimen oder Waisenhäusern aufwuchsen, erheblichen Entwicklungsrisiken ausgesetzt waren. Dies führte vor über 60 Jahren zu vielseitigen Qualitätsverbesserungen der institutionellen Kinderbetreuung, um Deprivationserfahrungen fortan zu verhindern (Brisch und Hellbrügge 2009). Gleichzeitig stimulierten die neuen Erkenntnisse das Bewusstsein für die Wichtigkeit menschlicher Bindungen und sie gelten als Geburtsstunde der Bindungsforschung.

Das Hospitalismus-Syndrom wird in den gegenwärtigen Klassifikationssystemen für psychische Störungen im Kindes- und Jugendalter nicht mehr aufgeführt. Analoge Symptomkomplexe werden im ICD-10 aktuell unter den beiden Formen der Bindungsstörung („reaktive Bindungsstörung" und „Bindungsstörung mit Enthemmung") diagnostiziert (Zimmermann 2012). Beide charakterisieren sich durch ein anhaltendes abnormes Beziehungsmuster in der Interaktion mit verschiedenen Bezugspersonen, das sich vor dem 5. Lebensjahr entwickelt. Die reaktive Bindungsstörung äußert sich unter anderem durch ambivalente oder aggressive Reaktionen gegenüber Bezugspersonen und ist in der Regel mit schweren Formen der Misshandlung oder Vernachlässigung in der Vorgeschichte verbunden. Primäres Kennzeichen der Bindungsstörung mit Enthemmung[2] ist

---

[2]Neu wird im DSM-5 von „Disinhibited social engagement disorder" gesprochen, d. h. es wird auf den Begriff Bindungsstörung verzichtet. Hintergrund dieser Entwicklung sind Forschungsbefunde, dass die Wahllosigkeit des enthemmten Bindungsverhaltens auch auftreten kann, wenn gleichzeitig bereits sichere Bindungstendenzen zu neuen, stabilen Bindungspersonen entwickelt wurden.

dagegen ein diffuses, nicht-selektives Bindungsverhalten mit wahlloser Distanzlosigkeit gegenüber Fremden. Die Störung ist häufig Folge eines andauernden Mangels an Gelegenheiten konstante Bindungen zu entwickeln (z. B. durch Aufwachsen in Institutionen mit ungenügender Kontinuität der Betreuungspersonen oder mehrfache Fremdplatzierungen, inkonstante Betreuung in der Familie mit häufigem Bezugspersonenwechsel). Die Bindungsstörungen müssen von unsicheren Bindungsmustern abgegrenzt werden (siehe Kasten 1).

Kasten 1: Unterscheidung Bindungsstörungen versus unsichere Bindungsmuster

Es gibt empirische Evidenz für die Annahme eines fließend-kontinuierlichen Übergangs der Bindungsqualitäten von adaptiven Bindungsmustern zu psychopathologischen Manifestationen in Abhängigkeit der Ausprägung internalisierter Bindungsunsicherheit:

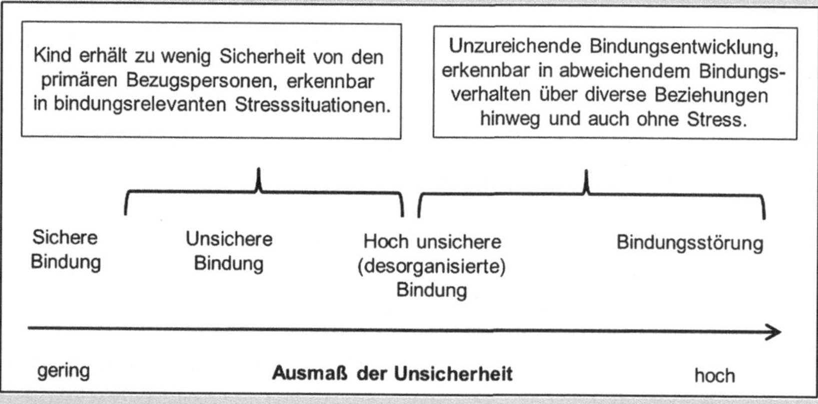

Klinisch relevant ist hier die Differenzierung zwischen unsicheren Bindungsmustern (Typ A: Unsicher-vermeidendes Bindungsmuster; Typ C: Unsicher-ambivalentes Bindungsmuster) und Bindungsstörungen. Die unsicheren Bindungsmuster A und C zählen mit dem sicheren Bindungsmuster (Typ B) zu den organisierten Bindungsmustern, gehören demzufolge ins adaptive Spektrum von Bindungsqualitäten und sind keine Störungen. Das unsicher-vermeidende Bindungsmuster ist häufig die Folge einer konstant unzureichenden emotionalen Akzeptanz, Verfügbarkeit und Zuverlässigkeit der primären Bezugspersonen gegenüber dem emotional belasteten Kind. Infolgedessen lernt das Kind, in gewissen Stresssituationen die Bezugsperson nicht um Nähe oder Hilfe zu bitten und das beobachtbare Bindungssystem zu *minimieren*. Beim unsicher-ambivalenten Bindungsmuster steht meist geringe Konsistenz und Passung der Interaktion mit Bezugspersonen im Vordergrund, sowie eine hohe Aufmerksamkeit für negative Äußerungen des Kindes. Weil das Kind verinnerlicht, dass Bezugspersonen manchmal verfügbar sind und manchmal nicht, *maximiert* es den Ausdruck des Bindungssystems durch anklammerndes und wieder wegdrückendes (ambivalentes) Verhalten gegenüber den Bezugspersonen. Die unsicheren Bindungsmuster kommen in der Allgemeinbevölkerung sehr viel häufiger vor (Typ A wird in Studien bei 20 % bis zu 49 %, Typ C bei ca. 8 % bis 10 % der Kinder klassifiziert) als Bindungsstörungen (<1,5 %), deren Prävalenz nur in Hochrisiko-Populationen mit deutlichen Deprivationserfahrungen zwischen 20 % und 33 % geschätzt wird.

Die Bindungsdesorganisation (Typ D: Desorganisiert-desorientiertes Bindungsmuster) gehört ebenfalls nicht zu den Bindungsstörungen im engeren Sinne, wird aber entwicklungspsychopathologisch als sehr prädiktiv für die Entwicklung von psychischen Störungen diskutiert. In Wiedervereinigungssituationen nach Trennungen von der Bezugsperson zeigt sich häufig ein Zusammenbruch der normalen Verhaltens- und Aufmerksamkeitsstrategien und die Kinder zeigen unerwartete Verhaltensweisen (z. B. Verhaltensstereotypien, bizarre oder widersprüchliche Bewegungsmuster, dissoziationsähnliches Erstarren). Kinder mit dieser Bindungsklassifikation stammen oft aus klinischen Risiko-Stichproben, etwa mit Erfahrung von frühkindlicher Misshandlung, Missbrauch durch Bezugspersonen oder von Hochkonflikteltern. Bindungsdesorganisation kann aber auch in Nicht-Risikofamilien festgestellt werden, wenn Kinder bereits zu Geburt Probleme in der Selbstregulation haben oder genetische Dispositionen hierfür aufweisen.

Bindungsstörungen stellen gemäß ICD-10 oder DSM-5 schwerwiegende psychische Erkrankungen dar, während unsichere Bindungsmuster oder Bindungsdesorganisation zwar als Risikofaktoren für die Entwicklung psychischer Störungen gelten, jedoch auch in nicht klinisch auffälligen Familien vorkommen. Bindungsstörungen sind anhaltende Auffälligkeiten im Muster sozialer Beziehungen über unterschiedliche Personen hinweg, die im Gegensatz zu unsicheren Bindungsmustern nicht ausschließlich in bindungsrelevanten Stresssituationen beobachtbar sind (Zimmermann 2012).

Merksätze

1. Das kindliche Bindungsverhalten und das Fürsorgeverhalten der primären Bezugspersonen werden als komplementäres System verstanden. Durch sichere Bindungserfahrungen gelangen Kinder zu der grundlegenden Überzeugung, dass sie geliebt werden, dass sie wichtig sind und sich jemand um sie sorgt und sie Schutz und Ermutigung finden können.
2. Die neuere Forschung zeigt, dass die Eltern-Kind-Bindung bis zum 5. Lebensjahr ein primäres Entwicklungsthema bleibt. Der Beginn der selektiven Bindung markiert die Vorbindungsphase in der ersten Hälfte des 1. Lebensjahrs.
3. Unsichere Bindungsmuster sind keine Bindungsstörungen, sondern gehören zum Spektrum von organisierten Bindungsqualitäten. Sie charakterisieren sich durch Minimierung (unsicher-vermeidend) bzw. Maximierung (unsicher-ambivalent) des Ausdrucks von Bindungsverhalten aufgrund wiederholter unzureichender Regulationsfähigkeit und emotionaler Verfügbarkeit der Bezugspersonen.

Determinanten der Bindung: Das Feinfühligkeitskonzept

2

2.1 Die Rolle der elterlichen Feinfühligkeit

Die Feinfühligkeit (resp. Sensitivität[1]) der primären Bezugspersonen ist eine Schlüsselvariable im Verständnis von Bindungserfahrungen und ihren Folgen für die Kindesentwicklung. Das Feinfühligkeitskonzept gründet im Wesentlichen auf den Untersuchungen von Mary Ainsworth (1977), die Feinfühligkeit als die Fähigkeit von Betreuungspersonen definierte, die Bedürfnislage des Kindes einfühlsam zu lesen und adäquat zu beantworten. Bei der Feinfühligkeit sind die in Tab. 2.1 beschriebenen vier Merkmale von besonderer Bedeutung.

Die Forschung zur Rolle des Vaters wurde in der Bindungsforschung lange Zeit vernachlässigt und erhält erst seit einigen Jahren gezielte Aufmerksamkeit. Aus der bisherigen Studienlage lässt sich schließen, dass beide Geschlechter, abgesehen vom Stillen, prinzipiell gleich gut die Rolle der primären Bezugsperson für das Kind übernehmen können. Väter sind für die Kindesentwicklung in vielfacher Hinsicht sehr wichtig und bringen einen eigenständigen Beitrag in die Bindung und Erziehung ein. Dabei können Väter sowohl sichere Basis (Spiel und Raufen) als auch sicherer Hafen (Trost und Pflege) sein (Zimmermann 2017). Trotzdem wird für den Bindungsaufbau oft zwischen mütterlicher und väterlicher Feinfühligkeit unterschieden, denn Väter gestalten Interaktionen mit ihrem Kind häufig körperlich aktivierender. Die väterliche „Spielfeinfühligkeit" zeigt sich vor allem in spielerischen und herausfordernden Interaktionen. Es geht weniger um Sicherheit durch Nähe als um die Vermittlung von Sicherheit in der Exploration, das Wecken von Neugierde beim Kind und aktives und Sicherheit gebendes Fördern des Erkundungsverhaltens

---

[1]Feinfühligkeit und Sensitivität werden synonym verwendet. Nachfolgend wird aus Gründen der Einheitlichkeit durchgehend der Begriff Feinfühligkeit verwendet.

© Springer Fachmedien Wiesbaden GmbH, ein Teil von Springer Nature 2019 9
M. Zemp et al., *Außerfamiliäre Betreuung von Kleinkindern*, essentials,
https://doi.org/10.1007/978-3-658-27596-9_2

Tab. 2.1 Die vier Aspekte des Feinfühligkeitskonzepts. (Ainsworth 1977)

1) Wahrnehmung	Die Bezugsperson ist zugänglich und aufmerksam gegenüber den kindlichen Signalen und nimmt auch subtile und nonverbale Äußerungen wahr. Die Verfügbarkeit ist eine notwendige, aber nicht hinreichende Bedingung für eine einfühlsame Wahrnehmung.
2) Interpretation	Die Bezugsperson erkennt, was der Säugling braucht. Die adäquate Interpretation bedingt eine störungsfreie Wahrnehmung und Einfühlungsvermögen.
3) Promptheit	Die Bezugsperson reagiert innerhalb eines Zeitfensters, in welchem für das Kind ein Zusammenhang mit seiner Regung erkennbar ist. Gemäß Experimentalstudien mit Säuglingen sollte das Reiz-Reaktions-Intervall innerhalb von ca. 5 bis 8 s liegen. Befunde der Bindungsforschung zeigen allerdings, dass im frühen Säuglingsalter der Zeitabstand zwischen kindlichem Bindungssignal und Reaktion der Bezugsperson weniger als 1 Sekunde betragen muss, damit es vom Säugling als kontingent wahrgenommen wird (Keller et al. 1999). Aber: Je älter das Kind wird, umso länger kann das Intervall dauern.
4) Angemessenheit	Die Bezugsperson stillt die kindlichen Bedürfnisse angemessen (Bindungsverhalten des Kindes ist wirksam). Die angemessene Reaktion kann das Kind effektiv beruhigen oder regulieren, sie ist strukturiert und vollständig. Unangemessene Reaktionen sind ambivalent (widersprüchlich, hostil, dysfunktional), zu viel (überreagierendes oder überbehütendes Verhalten), zu wenig (ungenügend körperliche Nähe, Blickkontakt) oder gar nicht (keine Beantwortung der Bindungssignale, Kontaktvermeidung).

(Kindler et al. 2002). Feinfühliges Herausfordern des Vaters kovariiert mit der Qualität des kindlichen Explorationsverhaltens, der sicheren Bindung an den Vater und im weiteren Verlauf einer gelingenden Sozialentwicklung sowie der emotionalen Sicherheit des Kindes in neuartigen Situationen (Grossmann et al. 2002).

Die elterliche Feinfühligkeit ist der stärkste bekannte Prädiktor für den kindlichen Bindungsstil. Querschnittliche Befunde zeigen, dass Bezugspersonen von sicher gebunden Kleinkindern (Typ B) hohe Feinfühligkeit aufweisen, Bezugspersonen von Kindern mit unsicher-vermeidender Bindung (Typ A) weniger einfühlsam auf das Kind reagieren oder ihm weniger Sicherheit vermitteln und Bezugspersonen von Kindern des unsicher-ambivalenten Bindungsmusters (Typ C) in ihrer Feinfühligkeit von der Passung her inkonsistent und vigilant für Probleme des Kindes sind (vgl. Kasten 1: Unterscheidung Bindungsstörungen versus unsichere Bindungsmuster). Ferner liegt eine beeindruckende Zahl an Längs-schnittstudien vor, die belegen, dass Kleinkinder von feinfühligen Eltern häufiger sanft wimmern als schreien und sich leichter beruhigen lassen, im Kindergarten- und Schulalter weniger aggressiv sind und über bessere soziale und kommunika-tive Fähigkeiten verfügen. In der Adoleszenz zeichnen sich diese Kinder durch ein positiveres Selbstkonzept, adäquatere Stress- und Emotionsregulationsstrategien und stabilere Freundschaftsbeziehungen aus und im Erwachsenenalter gelingt es ihnen selbst besser, den eigenen Nachwuchs feinfühlig großzuziehen (Bodenmann 2016; Fearon et al. 2010; Groh et al. 2017a). Spannend sind auch neuere Studien, die die Qualität der elterlichen Feinfühligkeit zusammen mit der kindlichen gene-tischen Vulnerabilität für die Entwicklung psychischer Störungen untersuchten. Die Resultate zeigen, dass feinfühliges Elternverhalten eine ungünstige genetische Prädisposition puffern kann (Zimmermann et al. 2009; Zimmermann und Spang-ler 2016). Dies bedeutet, dass Kinder mit einer angeborenen Risikokonstellation im Phänotyp durchschnittlich nicht häufiger von Verhaltensauffälligkeiten betroffen sind als Kinder ohne genetische Vulnerabilität, wenn sie einfühlsames Fürsorgever-halten erfahren.

Die Qualität der elterlichen Feinfühligkeit hat sich mit hoher empirischer Kon-sistenz als wichtigster Vorhersagefaktor für das kindliche Bindungsmuster heraus-gestellt, jedoch sind auch Einflussfaktoren seitens des Kindes wissenschaftlich nachgewiesen. Am eingehendsten diskutiert wird diesbezüglich das kindliche Temperament im Säuglingsalter. Mehrere Studien berichteten, dass Neugeborene mit herausforderndem Temperament (hohe Irritier- und Reizbarkeit, geringe Anpassungsfähigkeit in neuartigen Situationen, geringe soziale Orientierung) mit höherer Wahrscheinlichkeit später eine unsichere Bindung ausbilden (Planalp und Braungart-Rieker 2013; Spangler und Zimmermann 2019). Die einschlägige Forschung hat gezeigt, dass Temperamentsmerkmale des Kindes – wenn sie stark abweichend oder auffällig sind und mit weiteren nachteiligen Entwicklungs-bedingungen interagieren – vor allem für die Bindungs*un*sicherheit von Rele-vanz sind. Die Effekte dieser Zusammenhänge sind einer aktuellen Meta-Analyse zufolge jedoch als klein einzustufen (Groh et al. 2017b). Feinfühligkeitsinter-ventionen mit Müttern hoch irritierbarer Kinder zeigen außerdem, dass auch hier Bindungssicherheit erreicht werden kann. Damit bleiben frühere Befunde unan-gefochten, dass die elterliche Feinfühligkeit der primäre Prädiktor für den kind-lichen Bindungsstil darstellt. Das kindliche Temperament scheint eher sekundär, d. h. hauptsächlich erst in Interaktion mit geringer Feinfühligkeit eine Rolle zu spielen (Braungart-Rieker et al. 2001).

2.2   Innere Arbeitsmodelle

Die längerfristigen Auswirkungen einer hohen elterlichen Feinfühligkeit auf die psychische Gesundheit von Kindern lassen sich durch die zentrale Prämisse der Bindungstheorie erklären, dass Kinder unter dieser Voraussetzung günstige innere Arbeitsmodelle entwickeln (Bowlby 1969). Die inneren Arbeitsmodelle sind interne Bindungsrepräsentationen, die Kinder in Abhängigkeit der Lerngeschichte und auf der Basis wiederholt erfahrener und typischer Interaktionsmuster mit ihren primären Bezugspersonen entwickeln. In ihnen werden frühkindliche Bindungserfahrungen gespeichert und sie enthalten sowohl kognitive Aspekte (Erfahrung der eigenen Einflussnahme auf die Umwelt) als auch emotionale (Erfahrung von Geborgenheit, Sicherheit und Geliebtsein). Somit bilden die inneren Arbeitsmodelle das Entwicklungsfundament für Urteile und Erwartungen über die eigene Wichtigkeit für andere (Selbstwert), die eigene Kontrollierbarkeit der Umwelt (Selbstwirksamkeit) sowie die Verlässlichkeit von wichtigen Bezugspersonen.

Durch überwiegend feinfühlige Bindungserfahrungen in der frühen Kindheit entwickeln Individuen sichere innere Arbeitsmodelle. Diese wiederum formen den Nährboden für die Entwicklung von zentralen gesundheitsrelevanten Ressourcen, wie ein positives Selbstkonzept, emotionale Sicherheit, Vertrauensfähigkeit in die Umwelt, aktive Stressbewältigungsstrategien und die Überzeugung, selber liebenswert zu sein. Da verlässliche Bezugspersonen zudem die internalen Kontrollüberzeugungen des Kindes auszubilden helfen (das Kind erfährt eine Fürsorgereaktion auf sein Bindungsverhalten), bilden sie auch über diese Variable ein Fundament gesunden psychischen Funktionierens (Zimmermann 2000).

Längsschnittstudien zeigen, dass die inneren Arbeitsmodelle bei relativ gleich bleibenden sozialen Verhältnissen in der menschlichen Psyche über die Lebensspanne relativ stabil repräsentiert sind (Fraley 2002; Grossmann, Grossmann und Waters 2006). Dies verdeutlicht, dass sich alle frühen Investitionen in eine sichere Bindung zum Kind lohnen, insbesondere da bekannt ist, dass die Grundfeste der Psyche in der Kindheit gelegt werden. Gleichzeitig schließt dies nicht aus, dass Bindungsmuster über die Lebensspanne veränderbar sind oder Beziehungserfahrungen in der späteren Biografie ebenfalls einen wichtigen Einfluss auf die internalisierten Bindungsmuster haben. Es gibt Belege dafür, dass sich die kindlichen Bindungsmuster neu gestalten können (in alle Richtungen), beispielsweise wenn sich das Fürsorgeverhalten der primären Bezugspersonen deutlich ändert oder wenn andere wichtige Bezugspersonen neue, korrektive Bindungserfahrungen bieten (Beijersbergen et al. 2012).

2.3   Hinreichend gute Eltern

Die Feinfühligkeit von Betreuungspersonen gegenüber ihren Kindern ist zwar relativ stabil, kann aber durch eine Reihe an Faktoren im Familienalltag beeinträchtigt werden. Hierzu zählen insbesondere eigene Erkrankung, Schlafmangel und Müdigkeit, geringe Zeitressourcen, hohes Stressempfinden oder die Notwendigkeit auf mehrere Kinder gleichzeitig eingehen zu müssen, aber auch die fehlende Unterstützung durch weitere Bezugsperson im Haushalt. Vor diesem Hintergrund können Eltern nicht permanent alle Bedürfnisse des Kindes stillen. 100 % der Bindungssignale zu beantworten ist also wenig realistisch, erstrebenswert wäre eher über 80 %, aber diese feinfühlig, wobei bereits gutes Zureden und liebevolles Zurufen vom Kind als Reaktion registriert werden (Keller et al. 1999). Außerdem ist es wichtiger das Kind auch regulieren zu können (z. B. beruhigen, trösten) als „gehetzt, aber prompt" auf alle Äußerungen des Kindes zu reagieren. Feinfühligkeit bedeutet auch zu erkennen, ob Bindungsbedürfnisse gegeben sind oder nicht, und ob das Kind gerade auch keine Zuwendung, Nähe oder Interaktion braucht, also sich in diesem Moment selbst beruhigen kann.

In diesem Zusammenhang ist auch die Differenzierung von zwei Schreitypen wichtig: Das *Bindungsschreien* (aktiviertes Bindungssystem als Ausdruck von Zuwendungs- oder Versorgungsbedürfnissen) erfordert kontingente und zuverlässige Reaktionen von den Bezugspersonen, da das Kind Nähe und Sicherheit, Nahrung oder Komfort braucht. Ab etwa 8 Monate können Babys auch *operantes Schreien* (operant konditioniertes Verhalten, Kontrollausübung und Machtkampf) zeigen. Dieser Form von Schreien liegen nicht bindungstheoretische, sondern lerntheoretische Mechanismen zugrunde und entsprechend kann mit Löschung und differenzieller Verstärkung reagiert werden (nicht auf das Schreien reagieren, stattdessen Intervalle des Nicht-Schreiens verstärken). Feinfühlige Eltern hören und spüren meist den Unterschied zwischen den beiden Schreitypen ihres Kindes und sind entsprechend in der Lage, differenziert auf das Schreien des Kindes einzugehen und adäquat zu reagieren.

Ferner gilt zu bedenken, dass es *die perfekte* Feinfühligkeit dauerhaft nicht gibt. Der Psychoanalytiker Donald Winnicott hat mit dem Begriff der „good enough mother" (der hinreichend guten Mutter, den wir hier auf hinreichend gute Eltern erweitern) das idealisierte Bild des perfekten Elternteils verworfen. Die Bezeichnung soll reflektieren, dass Vollkommenheit und Perfektionismus in der Fürsorge und Erziehung weder realistisch noch erstrebenswert sind und Abweichungen vom Ideal im Alltag respektiert werden sollen. Was zählt ist, dass die Bezugspersonen die Bindungssignale des Säuglings einfühlsam wahrnehmen und nach ihren Möglichkeiten Trost und Sicherheit spenden, die Befriedigung seiner Grundbedürfnisse (Schlaf, Nahrung, Sicherheit) gewährleisten und ihm helfen, seine negativen Emotionen zu regulieren. Mit zunehmendem Alter fließen in die elterliche Fürsorge aber Erziehungsprinzipien ein, die sich den entwickelnden Kompetenzen und Autonomieansprüchen des Kindes anpassen. Dazu gehören im Rahmen der autoritativen[2] Erziehung einerseits eine unterstützende und wertschätzende Grundhaltung und emotionale Zuneigung und Wärme den Kindern gegenüber, andererseits aber auch klare Regeln, Grenzen und Strukturen; beide Aspekte sind für die gesunde Entwicklung des Kindes bedeutsam (Bodenmann 2016). Autoritative Eltern fördern die Resilienz des Kindes dergestalt, dass das Kind spürt, dass es geliebt und wertgeschätzt wird, gleichzeitig trainiert es eigene Strategien der Stressbewältigung, Frustrationstoleranz und Belohnungsaufschub. Es lernt, was es bedeutet, sich durch Erwachsene führen zu lassen, von außen gesetzte Regeln zu akzeptieren und Eigenbedürfnisse vorübergehend zurückzustellen. Dies widerspricht keinesfalls der Forderung nach einem liebevollen und feinfühligen Umgang oder nach Nähe zum Kind.

Das Konzept der elterlichen Feinfühligkeit sollte daher entwicklungsabhängig angewandt werden. Während im Säuglingsalter auf das Bindungsverhalten *so gut wie möglich* (möglichst zuverlässig und prompt) reagiert werden sollte, ist mit zunehmendem Alter des Kindes weiteres Erziehungsverhalten günstig, das nur noch *so gut wie nötig* (hinreichend zuverlässig und prompt) ist, um den wachsenden Autonomiebestrebungen und Kompetenzen des Kindes gerecht zu werden, jedoch weiterhin sensitiv im Hintergrund die Entwicklung des Kindes zu verfolgen und dort flankierende Unterstützung zu geben, wo dies erforderlich erscheint, weil das Kind sich nicht mehr selbst beruhigen kann. Darüber hinaus sollen Eltern auch auf ihre eigenen Bedürfnisse achten, sich Zeit für sich und die Partnerschaft nehmen und ausreichend Gelegenheiten zum Auftanken schaffen. In den ersten Monaten nach der Geburt widmen sich Eltern fast vollständig der Fürsorge des Kindes, opfern für diese neue Aufgabe ihren Schlaf, ihre Energie und einen großen Teil ihrer persönlichen Freizeit. Mit der Zeit sollen sie sich selbst und ihre Bedürfnisse besser wahrnehmen, sich selber Sorge tragen und dem Kind ihre „Imperfektion" zumuten (gewiss mit dosierter Belastung und

---

[2]Der autoritative Erziehungsstil gilt wissenschaftlich gesehen als der günstigste für die kindliche Entwicklung. Das Kind erfährt Bindung und liebevolle Zuneigung einerseits, Struktur und Halt andererseits. Der Begriff ist nicht mit autoritärer Erziehung zu verwechseln, die sich durch den einseitigen Einsatz von lenkenden und kontrollierenden Erziehungsmaßnahmen (Tadel, Verbot und Drohungen) charakterisiert.

in angemessenem Rahmen). Es ist nicht zugunsten des Kindes, wenn Eltern erschöpft und ausgebrannt sind (Ahnert 2010). Eltern können nur so gut auf das Kind und seine Bedürfnisse eingehen, wie sie selber in einer ausgewogenen Verfassung und Befindlichkeit sind.

Merksätze

1. Hohe elterliche Feinfühligkeit ist der wichtigste Vorhersagefaktor für eine sichere Bindung beim Kind. Unter Feinfühligkeit versteht man die Fähigkeit von Bezugspersonen, die kindlichen (Bindungs-)Signale adäquat wahrzunehmen, richtig zu interpretieren und prompt sowie angemessen darauf zu reagieren.
2. Kinder entwickeln durch dauerhaft verlässliche und feinfühlige Bindungserfahrungen in der frühen Kindheit sichere innere Arbeitsmodelle, die den Grundpfeiler für zentrale Resilienzfaktoren der menschlichen Psyche bilden (Selbstwert, Selbstwirksamkeit, Vertrauensfähigkeit).
3. Die perfekte Fürsorge ist eine Utopie. Es ist zwar grundlegend, dass auf die Bedürfnisse des Kleinkindes feinfühlig reagiert wird. Mit zunehmendem Alter sollen Eltern aber auch der Autonomie des Kindes und seiner eigenen Stressregulation zusehends mehr Raum geben. Gerade dies ist ein Zeichen der Feinfühligkeit, Bedürfnisse und Kompetenzen des Kindes miteinzubeziehen.

Müssen zwingend die Eltern die Bezugspersonen sein? Der Einfluss multipler Betreuungssysteme

3.1 Wie viele Bezugspersonen „verträgt" ein Kind?

Bowlby (1969) veränderte im 20. Jahrhundert den Blick von Erwachsenen auf Kinder, indem er deutlich machte, dass unvorhersehbare und unkontrollierbare Trennungen von ihren vertrauten Bezugspersonen für kleine Kinder nicht ohne emotionale Konsequenzen für sie und die Beziehung zu ihren Eltern sind. So zeigte er, dass Kleinkinder, die für die Geburt ihres jüngeren Geschwisterkindes für mehrere Tage in ein Heim gegeben wurden oder alleine im Krankenhaus sein mussten, negativ auf ihre Eltern reagierten, als diese sie wieder abholen wollten. Bowlby (1969) wies darauf hin, dass die Reaktionen der Kinder auf solche unkontrollierbaren Trennungen deutlich weniger intensiv waren, wenn sie von einem Geschwisterkind oder einer anderen vertrauten Bezugsperson begleitet wurden. Außerdem berichtete er davon, dass Kleinkinder in Krankenhäusern und Kinderheimen sich dann versuchten an die Krankenschwestern oder Erzieherinnen zu binden, aber darunter litten, wenn auch diese (evtl. durch Schichtdienste) kurzfristig wieder wechselten. Bowlby betonte also bereits früh die Bedeutung stabil erreichbarer Bindungspersonen, die emotionale Fürsorge anbieten, und die Möglichkeit des Kindes zu verschiedenen Personen – wenn auch nicht zu sehr vielen – eine Bindung zu entwickeln.

Auch die jüngere empirische Bindungsforschung hat gezeigt, dass Kinder nicht nur an eine Person, sondern zu mehreren konstant und verlässlich verfügbaren sowie feinfühlig interagierenden Bezugspersonen eine sichere Bindung aufbauen können (Zimmermann und Spangler 2017) und dass ein paralleler Bindungsaufbau auch zu Betreuungspersonen außerhalb der Kernfamilie möglich ist (Ahnert et al. 2006). Zu bedenken ist, dass die Mutter auch heute noch und selbst in modernen westlichen Gesellschaften in der überwiegenden Mehrheit der

© Springer Fachmedien Wiesbaden GmbH, ein Teil von Springer Nature 2019

M. Zemp et al., *Außerfamiliäre Betreuung von Kleinkindern*, essentials,

https://doi.org/10.1007/978-3-658-27596-9_3

Familienhaushalte nach der Geburt des Kindes und während der ersten Lebensjahre als primäre Bezugsperson agiert. Die Fachliteratur ist sich weitgehend einig, dass feinfühliges Mutterverhalten für die Entwicklung des Kindes von eminenter Bedeutung ist. Zusätzlich entwickelt das Kind aber auch Bindungen zum anderen Elternteil und zu weiteren engen Bezugspersonen wie Großeltern, Geschwistern oder Betreuungspersonen außerhalb der Familie.

Bei der Frage, wie viele Bezugspersonen ein Kind „verträgt", ist gemäß der Entwicklungspsychologin Liselotte Ahnert der Blick auf das Leben unserer Vorfahren in Jäger-und-Sammler-Gemeinschaften lohnenswert. Damals war die exklusive Fürsorge durch die Mutter schon aus praktischen Gründen nicht realistisch und dies war mit großer Wahrscheinlichkeit nicht das Erfolgsmodell der menschlichen Evolution. Viel eher waren es vermutlich multiple Betreuungssysteme, die es Frauen ermöglichten, viele Kinder in relativ kurzen Geburtsabständen zu gebären. In ihrem Sachbuch umreißt Ahnert (2010) anthropologische Studien zur Untersuchung der Kinderbetreuung in Naturvölkern, die gegenwärtig noch in dieser urgemeinschaftlichen Form zusammenleben. In gewissen Völkern werden Säuglinge ab Geburt durch eine Vielzahl verschiedener Frauen umsorgt und gestillt. Gemeinsam haben jedoch die meisten, dass die Mutter spätestens nach wenigen Monaten als Hauptbetreuungsperson fungiert und so eine Sonderstellung in der geteilten Betreuung einnimmt. Die Beobachtungsstudien zeigten, dass ihnen dies mehrheitlich gelang, auch wenn sie früh nach der Geburt nur wenig Zeit mit ihrem Baby verbrachten.

Dieser ethno-historische Blick zeigt, dass die Verbindung von inner- und außerfamiliären Betreuungspersonen zu den phylogenetisch ursprünglichen Kinderbetreuungspraktiken gehört. In dieser gut organisierten und vertrauten Gemeinschaft scheint das Neugeborene von der Betreuungsvielfalt nicht irritiert und die gesunde Entwicklung bleibt ungefährdet. Der Betreuungsvielfalt zu Beginn weicht dann in der Regel, sobald das Kind ab dem 7. Monat bindungsreagibel wird, die Betreuung durch die Mutter. Die entscheidende Vorbedingung für einen gesunden Bindungsaufbau ist aus bindungstheoretischer Perspektive das Vorhandensein von mindestens einer zentralen Bezugsperson, die das Kind mit hoher emotionaler Priorität, Engagement und Feinfühligkeit aufzieht. Des Weiteren bauen Kinder zwar zu mehreren konstant verfügbaren und feinfühligen Bezugspersonen eine Bindung auf, allerdings nicht zu einer unbeschränkten Anzahl. Bei zu vielen Betreuungspersonen kann die Bindungsqualität leiden und der Aufbau eines sicheren Bindungsmusters wird erschwert. Dies sind bedeutende Befunde, die sich auch auf moderne Betreuungsinstitutionen übertragen lassen dürften.

3.2 Veränderungen in der Familie bei Inanspruchnahme öffentlicher Kindertagesbetreuung

Im deutschsprachigen Raum haben Ahnert und Kollegen sowie Becker-Stoll und Kollegen die Forschungslage zu den Auswirkungen von außerfamiliärer Kinderbetreuung auf das Familienleben und die Eltern-Kind-Bindung federführend vorangetrieben. In einer groß angelegten Studie (Ahnert 2010; Ahnert et al. 2000) wurde das Bindungs- und Fürsorgeverhalten in Familien und in Kitas bei 84 Kindern im Alter von 12 bis 24 Monaten untersucht. Etwa die Hälfte der Kinder ($n=40$) wurde ausschließlich in der Familie betreut (hauptsächlich durch die Mutter und teilweise durch weitere Mitglieder der Familie, wie dem Vater oder den Großeltern). Die Kinder aus der fremdbetreuten Gruppe ($n=44$) waren mehrheitlich zwischen 35–40 Std. und mindestens 20 Std. pro Woche in der Kita. Mit einem aufwendigen Time-Sampling-Verfahren wurde mittels Verhaltensbeobachtungen der gesamte Tagesablauf der Kinder rekonstruiert, um die volle Bandbreite ihrer Betreuungserfahrungen (individuelle Zuwendung, Kommunikation, Stimulation etc.) zu erfassen. Bei den Resultaten fokussierten die Autoren auf das Interaktionsverhalten zwischen dem Kind und der primären Bezugsperson (bei den hausbetreuten Kindern die Mütter, bei den außerfamiliär betreuten Kindern die Hauptbetreuungsperson). Die Ergebnisse legten dar, dass Kinder während ihres Kita-Aufenthaltes tagsüber weniger individuelle Aufmerksamkeit erhielten als die zu Hause betreuten Kinder. Dieses Defizit wurde jedoch von den Eltern durch erhöhte Zuwendung morgens und abends, vor und nach dem Aufenthalt in der Kita, kompensiert. Die Eltern boten ihren Kindern also intuitiv einen Ausgleich durch viel Qualitätszeit (u. a. Spielen und Vorlesen, ausführliche Einschlafrituale, viel Körperkontakt). Spannenderweise zeigten auch die Kinder eine Form der Kompensation: Tagsüber in der Kita quengelten und weinten sie weniger als hausbetreute Kinder, jedoch umso mehr am Abend, wenn sie von der Kita abgeholt wurden. Das erhöhte Jammern und Quengeln könnte als Ausdruck von Stress angesichts des Settingwechsels interpretiert werden oder als Kompensationsstrategie, um die elterliche Zuwendung für sich zu reklamieren. Ebenfalls wurde in der Studie die Promptheit der Reaktion seitens der Bezugspersonen auf das kindliche Quengeln systematisch beobachtet und registriert. Wiederum gab es signifikante Gruppenunterschiede, wobei Mütter mit Kindertagesbetreuung abends ein ungünstigeres Fürsorgeverhalten (geringere Promptheit) zeigten als Mütter in Familien ohne außerfamiliäre Betreuung.

Dieser Befund deckt sich mit einer amerikanischen Studie, die ebenfalls gefunden hat, dass das Ausmaß von familienergänzender Betreuung (durchschnittlicher Kita-Aufenthalt pro Woche in Std.) in den ersten drei Lebensjahren des Kindes weniger mütterliche Feinfühligkeit und Positivität in der Interaktion mit dem Kind im Vorschulalter vorhersagte (NICHD E.C.C.R.N. 2003b). Die Gründe, warum Mütter von extern betreuten Kindern in beiden Studien hinsichtlich ihrer Feinfühligkeit weniger gut abschnitten, wurden nicht untersucht. Es kann deshalb nur spekuliert werden, ob diese Mütter durch die geringere gemeinsame Zeit mit dem Kind seine Bedürfnisse weniger adäquat lesen und beantworten konnten, oder ob die Berufstätigkeit (Überschwappen von Stress bei der Arbeit, Übermüdung nach dem Arbeitstag, kumulierte Ansprüche im Familienhaushalt und in der Kinderbetreuung am Abend) eine Rolle spielte (siehe Kasten 2: Der Einfluss mütterlicher Berufstätigkeit).

> **Kasten 2: Der Einfluss mütterlicher Berufstätigkeit**
> Es gibt keine konsistenten Hinweise, dass die mütterliche Berufstätigkeit als solche negative Auswirkungen auf die Mutter-Kind-Interaktionen oder auf die kindliche Entwicklung hätte. Berufstätige Mütter verbringen zwar in der Regel weniger Zeit mit ihren Kindern als nicht berufstätige Mütter, aber die Differenz wird qualitativ und quantitativ ausgeglichen, weil sie vergleichsweise weniger Zeit zu Hause in andere Tätigkeiten (Hausarbeit, Erholung etc.) investieren (Huston und Rosenkrantz Aronson 2005). Bei Müttern, die bei der Arbeit intrinsisch motiviert sind (d. h. freiwillig und gern arbeiten), wirkt sich die Berufstätigkeit positiv auf ihre Stimmung, Selbstwirksamkeit und Lebensqualität aus (Hoffman und Youngblade 1999), was wiederum positive Effekte auf ihre Interaktionen mit dem Kind haben dürfte. Interessanterweise zeigte eine Untersuchung, dass Mütter, die vor der Geburt des Kindes angaben, dass ihr Beruf ihnen ein gutes Selbstwertgefühl, finanzielle Vorteile und intellektuelle Anregung biete und einer Inanspruchnahme von Kindertagesbetreuung positiv eingestellt waren, häufiger sicher gebundene Kinder hatten als Mütter, die weniger zufrieden mit ihrem Beruf waren und mehr Ängste und Unsicherheiten berichteten (Harrison und Ungerer 2002). Ideal für ein solch positives Selbstverständnis zur eigenen Berufstätigkeit ist erstens die Zustimmung resp. Unterstützung des Partners und zweitens die Möglichkeit zur Teilzeitarbeit. Teilzeitbeschäftigte Mütter erwiesen sich in vergleichenden Studien als körperlich

und psychisch gesünder als nicht berufstätige Mütter, sowie ihren Kindern gegenüber engagierter und feinfühliger als in Vollzeit arbeitstätige Mütter (Buehler und O'Brien 2011).

Wichtig scheint also nicht die Berufstätigkeit per se zu sein, sondern das Arbeitspensum und die insgesamt für das Kind zur Verfügung stehende Zeit, das eigene Befinden und die ungetrübte Zuwendung der Mutter. „Die Mütter, die – ob berufstätig oder nicht – mit ihrer Rolle am zufriedensten waren, brachten ihren Kindern am meisten Herzlichkeit und Akzeptanz entgegen" (Schaffer 1992, S. 130). Die elterliche Feinfühligkeit ist damit insbesondere auch von der allgemeinen Lebenszufriedenheit, der Einstellung gegenüber dem Kind und den eigenen früheren Bindungserfahrungen beeinflusst. Nur die Tatsache, sich ganztags um das Kind zu kümmern, ist weder Garant für eine hohe Feinfühligkeit noch für eine sichere Bindung zum Kind.

Zusammenfassend legen die Resultate von Ahnert et al. (2000) nahe, dass es Unterschiede in den Betreuungsmustern und dem elterlichen Fürsorgeverhalten zwischen Familien mit und ohne externe Kinderbetreuung gibt. Einerseits zeigten Mütter der fremdbetreuten Kinder ein kompensatorisches Verhalten, indem sie die ungeteilte Zuwendung zum Kind vor und nach dem Kita-Aufenthalt intensivierten. Intuitiv versuchten Eltern, das Manko an Zeit mit dem Kind auszubalancieren; der Ausfall an quantitativer Zeit wurde durch vermehrte Zuwendung morgens und abends zu entschädigen versucht. Andererseits forderten kita-betreute Kinder mehr Aufmerksamkeit durch stärkeres Quengeln in den Zeitfenstern, in denen sie ihre Eltern um sich hatten. Auf diese Stresssignale reagierten die vollzeitberufstätigen Mütter weniger prompt. Damit war ihre Feinfühligkeit eingeschränkt, was nach einem anstrengenden Arbeitsalltag nicht verwunderlich ist. Die durch das Jammern des Kindes eingeforderte Aufmerksamkeit wäre auch hinsichtlich ihrer Qualität zu prüfen, da angenommen werden könnte, dass die Zuwendung abends, wenn man sich nach einem stressreichen Arbeitstag eine ruhige und gute Zeit mit dem Kind wünscht und nun ein quengelndes, schwieriges Kind vorfindet, ambivalent sein könnte. Zur Beantwortung dieser Frage müsste die Art und Weise der Zuwendung genauer untersucht werden.

3.3   Gruppenorientierte Feinfühligkeit

Mit Blick auf das Fürsorgeverhalten des Kita-Personals stellten Ahnert et al. (2000) fest, dass es den einzelnen Kindern im Durchschnitt weniger individuelle Zuwendung widmete und die Promptheit geringer war im Vergleich mit den Müttern, die das Kind tags zu Hause betreuten. Der Hauptgrund liegt vermutlich im Umstand, dass die Betreuer/innen ihre Aufmerksamkeit auf die gesamte Kita-Gruppe aufteilen müssen. In einer Untersuchung von Layzer, Goodson und Moss (1993) an 119 Kindern in ausgewählten Kindertagesstätten zeigte sich, dass die Betreuer/innen rund 10 % der Zeit mit einzelnen Kindern verbrachten. Während des Beobachtungszeitraums von einer Woche hatten mehr als 30 % der Kinder keinen Einzelkontakt zu den Betreuer/innen. Lediglich in 8 % der Einrichtungen erhielten alle Kinder in diesem Zeitraum persönliche Zuwendung.

Nichtsdestoweniger können Kinder auch zu den Betreuungspersonen in der Kita eine Beziehung aufbauen, die als Bindungsbeziehung aufgefasst werden kann. Kinder wenden sich bei Stress und Unwohlsein an die Betreuer/innen, die während des Aufenthalts in der Kita die trostspendende und sicherheitsgebende Instanz sind (Becker-Stoll 2017; Becker-Stoll und Textor 2007). Insofern ist das Konzept der elterlichen Feinfühligkeit (vgl. Abschn. 2.1) prinzipiell in analoger Weise auf familienexterne Betreuungspersonen übertragbar (Suess und Unzner 2017). Um den besonderen Beziehungscharakteristiken zwischen den Betreuer/innen und den Kita-Kindern Rechnung zu tragen, schlagen Ahnert und Kollegen (2006) aber ein breiteres Feinfühligkeitskonzept vor und sprechen von „gruppenorientierter Feinfühligkeit". Darunter versteht man Empathie und gruppenorientierte Aufmerksamkeit und Reaktionen. Es berücksichtigt den institutionellen Gruppenkontext, in dem eine Betreuungsperson in der Regel für mehrere Kinder verantwortlich ist, infolgedessen sich das Fürsorgeverhalten in vielen Aspekten funktional von der Eltern-Kind-Bindung unterscheidet. Der Fokus der außerfamiliären Betreuung liegt, je nach Konzept und Leitbild der Institution, neben der emotionalen Zuwendung verstärkt auf dem pädagogischen Auftrag, der kognitiven Anregung und Explorationsförderung sowie der Erhaltung einer positiven Gruppenatmosphäre.

Eine Meta-Analyse (Ahnert et al. 2006) zum Vergleich von Betreuer/in-Kind und Eltern-Kind-Bindungen zeigte: 1) Die Bindungsmuster des Kindes zur Hauptbezugsperson in der Kita und zur Mutter sind unabhängig. 2) Kinder mit sicherer Bindung zu ihren Müttern entwickeln nicht notwendigerweise auch sichere Bindungen zu ihren Betreuern/innen. 3) Sichere Bindungen zu den Betreuern/innen werden generell seltener ausgebildet (42 %) als sichere Mutter-Kind-Bindungen (60 %) und seltener als sichere Bindungen des Kindes zum Vater (66 %). 4) Mädchen entwickeln signifikant mehr sichere Bindungen zu den Betreuern/innen als Jungen. 5) Die Qualität der Betreuer/in-Kind-Bindung wird in größeren Kita-Gruppen besser durch die gruppenorientierte Feinfühligkeit vorhergesagt als durch das originäre (dyadische) Feinfühligkeitskonzept der Bindungstheorie (Ainsworth 1977), die eher in kleinen Gruppensettings (<8 Kinder) mit der Bindungssicherheit bedeutsam zusammenhängt. Notwendigerweise kann das Kita-Personal zwecks Aufrechterhaltung der Gruppenharmonie nur auf die wichtigsten individuellen Bedürfnisse einzelner Kinder eingehen. Die Verantwortung bezieht sich simultan auf mehrere Kinder und die Aufmerksamkeit wird auf die Gruppe als Ganzes ausgerichtet. Hinzu kommt, dass die Betreuer/innen eher eine spielorientierte Feinfühligkeit (vergleichbar zur väterlichen Spielfeinfühligkeit) aufweisen, die stärker darauf ausgerichtet ist, die Neugierde des Kindes zu wecken, es feinfühlig kognitiv und sozial zu stimulieren und die Fürsorgefeinfühligkeit weniger im Zentrum steht. Die Effekte einer sicheren Bindung zu einem/r sensitiven Betreuer/in zeigen sich beim Kind in besseren sprachlichen, sozialen und kognitiven Fähigkeiten (Mayer et al. 2013).

3.4 Teamarbeit zwischen den Betreuungssystemen

Festzuhalten ist: Außerfamiliäre Betreuungspersonen sind keine Ersatzeltern und Kleinkinder behandeln sie auch nicht als solche. Entsprechend ist die kindliche Bindung zu den Betreuer/innen und zu den Eltern voneinander unabhängig und funktional unterschiedlich (Ahnert und Lamb 2003). Diese Unterschiede führen zu verschiedenartigen Formen der Beziehung und möglicherweise auch zu Bindung zum Kind, die beide in ihren einzigartigen systemischen und kontextuellen Charakteristiken verstanden werden müssen und von denen beide einen eigenständigen und wertvollen Beitrag für die kindliche Entwicklung bedeuten können (Becker-Stoll und Textor 2007).

Ahnert (2010) bezeichnet die Kooperation zwischen Eltern und Kita-Personal als „Erziehungspartnerschaft", in der idealerweise beide Parteien den jeweils anderen Erziehungspartner als Experten in ihrem Wirkungsfeld anerkennen und die Beziehung konkurrenzlos respektieren. Das Kind spürt, wenn ein solcher Sinnzusammenhang und gegenseitige Bezogenheit besteht und reagiert mit weniger Irritation und Loyalitätskonflikten bei den Übergabezeiten und Settingwechsel (Shpancer 1997). Für das Gelingen dieser Grundhaltung braucht es kontinuierlichen Austausch über die individuellen Besonderheiten des Kindes und regelmäßigen Rapport über neue Entwicklungsschritte und -themen. Die Eltern sind hierbei Schlüsselfiguren und fungieren als Torwächter und Belastungspuffer (vgl. Abb. 3.1).

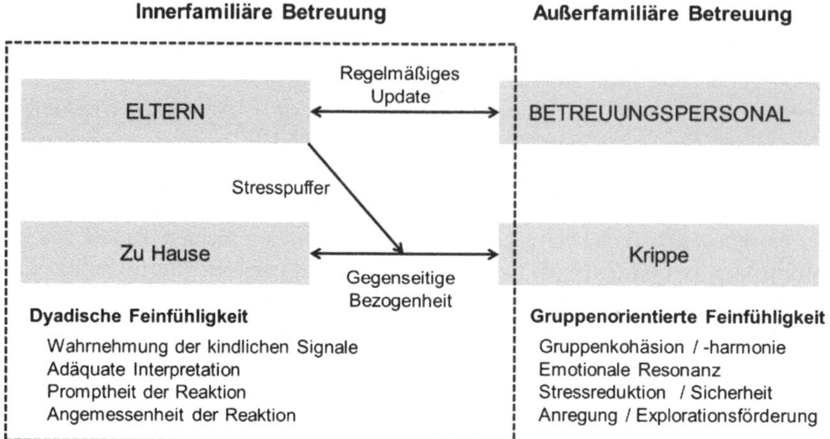

Abb. 3.1 Eltern sind „Gatekeeper" (Torwächter) und „Stoßdämpfer" (Belastungspuffer) bei Betreuungsvielfalt

---

Merksätze

1. Das elterliche Fürsorgeverhalten verändert sich durch Inanspruchnahme von familienergänzender Betreuung. Eltern delegieren ihre Betreuungsverantwortung aber nicht gänzlich an die Kita. Durch mehr individuelle Zuwendung und einer intensiveren Betreuung morgens und abends zeigen sie eine Form der Kompensation.

2. Die kindliche Bindung zu den Eltern und zu den Betreuer/innen ist voneinander unabhängig und funktional unterschiedlich. Feinfühliges Verhalten von Betreuungspersonen in der Kita ist analog zu der Eltern-Kind-Bindung zentral für den Bindungsaufbau, jedoch ist diese gruppenorientiert ausgerichtet und kommt im Regelfall nicht an die elterliche Bindung heran.

3. Kinder können eine sichere Bindung zu mehreren konstant verfügbaren und feinfühligen Bezugspersonen entwickeln, aber bei zu vielen Bezugspersonen kann der Aufbau eines sicheren Bindungsmusters erschwert werden.

Die Auswirkungen von außerfamiliärer Betreuung von Kleinkindern

4

4.1 Negative und positive Folgen für die Kindesentwicklung

Die bislang größte Datenbasis zur Untersuchung der Frage, wie sich außerfamiliäre Betreuung auf die Entwicklung von Kindern auswirkt, liefert eine Längsschnittstudie (1991–2007) des amerikanischen „NICHD Early Child Care Research Network"[1], bei der über 1.300 Kinder ab Geburt bis zur 6. Klassenstufe in verschiedenen Staaten der USA begleitet wurden. Etwa ein Fünftel der Kinder waren bereits als Säuglinge in Familientagespflege (v. a. bei Tagesmüttern) und 8 % in institutionellen Einrichtungen. Im Alter von 3 Jahren wurde die Mehrheit (über 90 %) regelmäßig fremdbetreut (im Durchschnitt für 33 Std. wöchentlich). Während der Studienlaufzeit wurden die Kinder wiederholt mit verschiedenen Entwicklungstests untersucht, die Eltern, Betreuungs- und Lehrpersonen befragt oder in der Interaktion mit den Kindern beobachtet. Ferner wurde die Qualität der Betreuung systematisch erfasst und die Studienergebnisse wurden in einer großen Anzahl an Fachartikeln in Wissenschaftszeitschriften veröffentlicht.

In einer der ersten Publikationen dokumentierte das Autorenteam, dass sich Kleinkinder (<15 Mt.), die teilzeitlich außerhalb der Familie betreut wurden, in ihrer Bindungssicherheit zu der Mutter nicht von ausschließlich familiär versorgten Kindern unterschieden. Spannenderweise wurde die Bindungsorganisation des Kindes zur Mutter durch keinen gemessenen Aspekt der Betreuungserfahrung (Art der Betreuung: institutionell vs. Familientagespflege, Qualität der Betreuung, Quantität: durchschnittliche Anzahl an Betreuungsstunden pro Woche, Alter zu Beginn der

---

[1]nachfolgend immer als NICHD E.C.C.R.N. abgekürzt.

© Springer Fachmedien Wiesbaden GmbH, ein Teil von Springer Nature 2019
M. Zemp et al., *Außerfamiliäre Betreuung von Kleinkindern*, essentials,
https://doi.org/10.1007/978-3-658-27596-9_4

Fremdbetreuung) signifikant beeinflusst. Entscheidend für eine unsichere Bindung an die Mutter war einzig eine geringe mütterliche Feinfühligkeit, deren Einfluss jedoch noch durch eine schlechte Fremdbetreuungsqualität verstärkt wurde. Kinder mit wenig feinfühligen Müttern und die zusätzlich minderwertige (qualitativ) oder sehr häufige Betreuung (quantitativ) außerhalb der Familie erfuhren, zeigten die höchste Wahrscheinlichkeit als unsicher klassifiziert zu werden (NICHD E.C.C.R.N. 1997). Externe Kinderbetreuung kompensiert also geringe Feinfühligkeit der Mutter nicht automatisch, vor allem nicht, wenn die nicht-mütterliche Betreuung von langer Dauer und geringer Qualität ist.

Bei den späteren Untersuchungszeitpunkten (als die Kinder 15, 24, 36, 54 Mt. alt waren) ergab sich ein weitgehend konsistentes Bild: Erst eine qualitativ gute Fremdbetreuung hing zu jedem Messzeitpunkt mit besseren Leistungen des Kindes in kognitiven und sprachlichen Entwicklungstests zusammen (eine mittlere Qualität reichte noch nicht aus). Ein früher Beginn von *hochwertiger* (aber nicht schon mittelguter) Betreuung erwies sich als zusätzlich förderlich für die erzielten Testleistungen, da dies zu einem frühen und dann stabilen kognitiven Entwicklungsschub führte. Allerdings waren der frühe Beginn und eine hohe Anzahl an wöchentlichen Betreuungsstunden gleichzeitig auch ein Prädiktor für problematisches Sozialverhalten gegenüber Gleichaltrigen und externalisierende Verhaltensauffälligkeiten (z. B. aggressives und oppositionelles Verhalten). Jedoch nahm der Zusammenhang zwischen hoher Betreuungsquantität und Verhaltensproblemen mit zunehmendem Alter ab und war am Ende der 3. Klasse (mit ca. 9 J.) nicht mehr signifikant. Der positive Effekt einer höheren Betreuungsqualität auf die Schulleistungen in Lesen, Mathematik und Sprache blieb derweil bis in die 6. Klasse bestehen (NICHD E.C.C.R.N. 2002, 2005a). Die Qualität der Fremdbetreuung ist also von entscheidender Bedeutung, vor allem für die kognitive oder sprachliche Entwicklung.

Beachtenswert ist auch der Follow-up, in dem noch fast 1.000 Kinder im Alter von ca. 15 Jahren nachuntersucht werden konnten. Die früheren Befunde wurden über diese lange Zeitspanne dahingehend bestätigt, dass sich eine hohe Qualität der Fremdbetreuung in den ersten 4,5 Lebensjahren positiv auf die Leistungen der Jugendlichen in kognitiven Fähigkeitstests auswirkte, auch wenn für frühere Messzeitpunkte kontrolliert wurde. Eine längere Dauer an früher außerfamiliärer Betreuung (Anzahl Stunden) sagte hingegen mehr Impulsivität und dysfunktionale Risikobereitschaft (bezüglich Drogenkonsum, selbstschädigendes und illegales Verhalten) voraus. Die Effektstärken waren von vergleichbarer Höhe wie die früheren Untersuchungsergebnisse (Vandell et al. 2010).

Gleichzeitig zur NICHD-Studie wurde in Israel eine Studie zu den Auswirkungen von Fremdbetreuung auf die Bindungsentwicklung bei 758 Kindern durchgeführt (die Haifa-Studie; Sagi et al. 2002). Die Ergebnisse zeigten, dass Fremdbetreuung mit einer deutlich erhöhten Rate an unsicherer Bindung an die Mutter einherging. Besonders bei institutionellen Einrichtungen (Kitas) war die Rate unsicher-ambivalenter Bindung an die Mutter deutlich erhöht (48 %). Die Forscher verglichen die Ergebnisse der NICHD-Studie und der Haifa-Studie und konnten zeigen, dass je nach Land und je nach konkreter Betreuungssituation die Konsequenzen für Kinder anders sein können (Love et al. 2003). So lag der Betreuungsschlüssel (Anzahl Kinder pro Betreuungsperson) in israelischen Kitas bei 8:1. Diese unzureichende Betreuerrelation konnte auch durch eine hohe mütterliche Feinfühligkeit nicht kompensiert werden und führte zu mehr unsicherer Bindung. Die Autoren fanden bei Zusammenfassung beider großen Studien, dass der Betreuungsschlüssel in einer Kita entscheidend für die Bindungssicherheit zur Mutter war und die Dauer der Fremdbetreuung in der NICHD-Studie im Schnitt um 5 Std. pro Woche geringer war. Die Dauer der Fremdbetreuung hatte in Extremfällen jedoch auch in der NICHD-Studie einen Einfluss auf die Bindungssicherheit. Säuglinge, die ab dem Alter von 7 Monaten 60 Std. pro Woche ohne mütterliche Betreuung waren (6 Uhr morgens bis 23 Uhr abends) entwickelten signifikant mehr Bindungsdesorganisation gegenüber ihren Müttern (Umemura und Jacobvitz 2014).

Ferner zeigt die Studienlage im Wesentlichen, dass verglichen mit der Qualität und Quantität der Fremdbetreuung zwei familiäre Faktoren – die Fürsorge durch die Eltern zu Hause und der sozioökonomische Status der Familie – stets einen stärkeren Einfluss auf die kindliche Entwicklung hatten (über alle Altersstufen hinweg); d. h. innerfamiliäre Faktoren erklärten einen größeren Teil der Varianz an der kognitiven und sozio-emotionalen Entwicklung des Kindes als die außerfamiliäre Betreuung (NICHD E.C.C.R.N. 2001). Allerdings ist dies nicht in allen Ländern so und auch nicht unter allen Organisationsformen der Fremdbetreuung.

Zusammengenommen lässt sich aus den bisherigen Befunden das folgende Fazit ziehen: Wesentlich scheint weniger die Frage zu sein, *ob* Kinder außerhalb der Kernfamilie betreut werden, als vielmehr 1) *wie,* 2) *ab wann* und *wie lange* und 3) *aus welchem familiären Kontext* heraus. Diese drei Aspekte werden im Folgenden erörtert.

4.2 Qualität der Betreuungsinstitution

In der Debatte um die möglichen negativen Konsequenzen von außerfamiliärer Betreuung soll nicht aus dem Blick geraten, dass regelmäßige soziale Austausche mit anderen Kindern für die soziale, kognitive und emotionale Kindesentwicklung bedeutsam sein können. Allerdings zeigen Kinder unter 3 Jahren eher nur Interesse an anderen Kindern als tatsächlich gemeinsames, wechselseitiges Spiel. Kleinkinder in einer Gruppe sich selbst zu überlassen, weil sie Sozialkontrakte zu Gleichaltrigen benötigen, wäre zu kurz gegriffen. Nur Kitas von guter Betreuungsqualität können nachweislich förderlich sein, weil sie Entwicklungsimpulse setzen (Spielanreize, Explorationsunterstützung, kognitive Anregung etc.) und soziale Lernplattformen (Konfliktaustragung, Teilen, Emotionsregulation, Verhaltenskontrolle etc.) unter geschulter Begleitung und Beaufsichtigung bieten (Andersson 1992; Belsky et al. 2007). Gut bekannt ist, dass von diesen Entwicklungsanreizen speziell Kinder aus sozial benachteiligten oder einkommensschwachen Familien profitieren (Mayer et al. 2013; Peisner-Feinberg et al. 2001). Ist jedoch die Kita-Qualität nur mittel oder schlecht, so sind vor allem Kinder mit Migrationshintergrund benachteiligt. Sie profitieren dann weder in der Sprachentwicklung noch in der sozio-emotionalen Entwicklung von der Frühbetreuung (Beckh et al. 2014). Es ist also davon auszugehen, dass eine Kindertagesbetreuung bei Elternhäusern mit geringem sozioökonomischem Status wirksame ergänzende kognitive Stimulierung bieten kann. Aber nur hohe Qualität der Fremdbetreuung zeigt diese Wirkung. Dabei sollte man jedoch bedenken, dass das Stressniveau besonders kleiner Kinder umso größer ist, je mehr man den Kita-Tag mit Angeboten und Aufgaben durchorganisiert. Je jünger die Kinder, umso weniger sollte die Bildung, als vielmehr die Bindung im Zentrum stehen.

Entstanden aus der vermehrten wissenschaftlichen Beschäftigung mit den Qualitätsmerkmalen von Kinderbetreuungsinstitutionen sind in den letzten Jahren diverse Standards von verschiedenen Gremien veröffentlicht worden. So positionieren sich beispielsweise die „Leitlinien der World Organization for Early Childhood Education OMEP" oder die „Gesellschaft für Seelische Gesundheit in der Frühen Kindheit GAIMH" (unter Mitwirkung des Marie Meierhofer Instituts). Außerdem hat der Verband Kinderbetreuung Schweiz „Kibesuisse" gemeinsam mit der Jacobs Foundation nationale Empfehlungen für die Schweiz publiziert und mit „Quali-Kita" ein Qualitätslabel für Kitas lanciert. Nach aktuellem Wissensstand zeichnet sich qualitativ gute familienergänzende Kinderbetreuung durch die folgenden Kriterien aus (Becker-Stoll et al. 2015; Fthenakis und Textor 1998):

- **Hohe Kontinuität** der Betreuungspersonen und Kinder
- **Niedriger Betreuungsschlüssel** (Anzahl Kinder pro Betreuungsperson): Als Goldstandard gilt 2:1 für Kleinstkinder unter 12 Mt., 3:1 für Kinder von 12–24 Mt. und 4:1 für Kinder von 24–36 Mt.

- **Überschaubare Gruppengrößen:** Nach den NICHD-Standards max. 6 Kinder von 6–18 Mt., max. 8 Kinder von 18–24 Mt. und max. 14 Kinder von 24–36 Mt.
- **Ausbildung und Qualifikation des Betreuungspersonals:** hohe gruppenorientierte Feinfühligkeit, moralisch-ethische Haltung, persönliche Eignung etc.
- **Gute Qualität der institutionellen Rahmenbedingungen:** pädagogisches Konzept, Sicherheits-, Notfall- und Gesundheitskonzepte etc.
- **Aktivitäten und Ausstattung:** stimulierende Räumlichkeiten und Umgebung, breites Spektrum an Spielanreizen und geeigneten Materialien, vielfältige Bewegungs- und Gestaltungsmöglichkeiten etc.

4.3 Quantität der außerfamiliären Betreuung

Die Qualität des Betreuungsangebots spielt eine vorrangige Rolle bei der Diskussion der Folgen für Kinder, aber es ist zu berücksichtigen, dass der Quantität der Inanspruchnahme (durchschnittliche Anzahl an Betreuungsstunden pro Woche) ebenfalls eine wichtige Bedeutung zukommt. In der NICHD-Studie waren die Ergebnisse jedoch nicht ganz widerspruchsfrei: Je mehr Stunden die Kinder im frühen Alter (< 18 Mt.) wöchentlich in Kindertageseinrichtungen verbracht hatten, desto schlechter schnitten sie in den kognitiven und Sprachtests mit 1,5 Jahren ab, aber erzielten bessere Resultate mit 18–35 Monaten (NICHD E.C.C.R.N. 2004). Bei mehr als 60 Std. Fremdbetreuung pro Woche war der Anteil an Bindungsdesorganisation sehr hoch. Mit 4,5 Jahren korrelierte die Dauer des Kita-Aufenthalts mit mehr externalisierenden Verhaltensauffälligkeiten und dieser Zusammenhang wurde zusätzlich durch ein frühes Eintrittsalter in die Kita (vor 6 Mt.) erhöht (NICHD E.C.C.R.N. 2003a). Andere Studien legten ebenfalls dar, dass insbesondere Kinder, die sehr lange außerfamiliär betreut wurden und/oder ab einem frühen Alter, eine ungünstigere soziale Entwicklung durchliefen und mehr Verhaltensprobleme aufwiesen (Bates et al. 1994; Broekhuizen et al. 2017) oder unsichere Bindungen entwickelten (Scher und Mayseless 2000). Allerdings interagieren die Effekte der Quantität auch mit der Betreuungsqualität: Die potenziell negativen Folgen einer extensiven Kindertagesbetreuung wurden bei qualitativ minderwertigen Institutionen verstärkt und umgekehrt bei hoher Qualität abgeschwächt (Belsky et al. 2007).

4.4   Alter bei Kita-Eintritt

Die Frage, ob ein früher Kita-Eintritt besonders ungünstig ist, wird kontrovers diskutiert. Einige Fachpersonen vertreten die Auffassung, dass ein früher Eintritt die Entwicklung der Eltern-Kind-Bindung gefährden kann und der Beginn optimal wäre, wenn bereits eine sichere Bindung zu den Eltern besteht (Belsky 2001). Eine bindungstheoretische Einordnung verlangt die Berücksichtigung der sensiblen Bindungsphase. In der menschlichen Ontogenese finden in den ersten 2 bis 3 Lebensjahren entscheidende Fortschritte in der Bindungsentwicklung statt (vgl. Abschn. 1.2). Die Differenzierungsphase erfolgt etwa ab dem dritten bis sechsten Lebensmonat, wenn der Säugling eine Präferenz für bekannte Personen auszubilden beginnt und an die er sein Bindungsverhalten fortan richtet. Wir haben oben diskutiert, dass es im Kontext von verschiedenen Betreuungssystemen zentral ist, dass mindestens eine engagierte Bindungsperson eine prioritäre Sonderstellung einnimmt und aufrechterhält. Aus dieser Perspektive hat die Ansicht, dass ein Kita-Eintritt bei bereits bestehender sicherer Eltern-Kind-Bindung günstig wäre, sicherlich ihre Berechtigung.

Interessant ist die Untersuchung von Kreppner, O'Connor und Rutter (2001) und die Folgeuntersuchungen bis zum Alter von 23 Jahren (Sonuga-Barke et al. 2017), welche die Folgen frühkindlicher Deprivation (Heimaufenthalt) in Abhängigkeit des Alters untersuchten. Sie fanden, dass Kinder, welche bis zum Alter von 6 Monaten adoptiert wurden, keine Auffälligkeiten bezüglich Unaufmerksamkeit und Hyperaktivität (Symptome von ADHS) zeigten im Vergleich zu einer Kontrollgruppe mit Adoption, aber ohne deprivierte Heimerfahrung. Kinder, welche allerdings erst nach 6 Monaten adoptiert wurden, wiesen signifikant höhere Werte in der ADHS-Symptomatik mit 6, 11 und auch noch mit 23 Jahren sowohl im Eltern- als auch im Lehrerurteil auf. Damit zeigt sich, dass die Annahme von Bowlby, dass für Kinder die ersten 2 bis 3 Lebensjahre eine sensible Phase für den Bindungsaufbau darstellen, um eine gesunde Entwicklung der Kinder zu garantieren, zumindest bei schwerer Deprivation trotz späterer Adoption in ein förderliches Umfeld auch in neueren Studien nachgewiesen werden kann. Auf die Frage, inwieweit diese sensible Phase im Kontext von außerfamiliärer Betreuung allgemein gültig ist, geben andere Studien leider kaum befriedigende Antworten.

Indes gibt es empirische Belege, die einen frühen Eintritt in die Kita als Risikofaktor bestätigen, insbesondere für Institutionen niedriger Qualität (Howes 1990). In Ländern, die für fortgeschrittene Qualitätsstandards bekannt sind, erwies sich ein früher Kita-Eintritt (< 12 Mt.) der sozio-emotionalen und schulischen Entwicklung der Kinder jedoch zuträglich (siehe das Beispiel von Schweden; Andersson 1992).

In einer der wenigen schweizerischen Studien in diesem Forschungsfeld zeigte sich, dass nicht der frühe Eintritt, sondern die Akkumulation über die in der Kita verbrachten Stunden die kindlichen Verhaltensprobleme mit 7 Jahren voraussagte (Averdijk et al. 2011).

Neben dem Kita-Eintrittsalter beeinflusst auch die Qualität der Eingewöhnungsphase die Anpassung des Kindes in der Anfangszeit. Günstig ist eine sanfte, lange Eingewöhnungszeit mit dosierter Belastung (anfangs stundenweise in Anwesenheit eines Elternteils, danach schrittweise Verlängerung). Eltern und Kind sollen sich in diesen Tagen vor Ort überzeugen, dass das Kind in sicheren Händen ist und dass seine Bedürfnisse nach emotionaler Sicherheit auch in diesem Setting befriedigt werden (Becker-Stoll et al. 2010). Die Studie von Ahnert et al. (2004) zeigte, dass eine sichere Mutter-Kind-Bindung umso wahrscheinlicher erhalten blieb oder sogar von einem unsicheren in ein sicheres Bindungsmuster kippte, je mehr Zeit die Mütter für die Eingewöhnung reservierten (wobei 2 Wochen in der Regel ausreichten). Eine andere Studie deutete darauf hin, dass die Eingewöhnung während des ersten Lebensjahres meist weniger problematisch verläuft als später (Rauh et al. 2000). Hingegen zeigte die Studie von Baydar und Brooks-Gunn (1991), dass die mütterliche Erwerbstätigkeit insbesondere im ersten Lebensjahr des Kindes mit mehr Verhaltensauffälligkeiten und geringeren kognitivem Leistungsvermögen der Kinder mit 3 bis 4 Jahren einhergeht. Auch die Untersuchung von Bernal (2008) gibt Hinweise auf eine ungünstigere kognitive Entwicklung des Kindes in Abhängigkeit einer frühen und langen mütterlichen Erwerbstätigkeit und der Inanspruchnahme von familienexterner Kinderbetreuung. Allerdings zeigten Coley und Lombardi (2013), dass bei sozial benachteiligten Kindern gegenteilige Effekte vorlagen, wonach diese von familienexterner Kinderbetreuung profitierten. Besonders förderlich war dies für die kognitive Entwicklung der Kinder (siehe auch Mayer et al. 2013).

Ob es ein „optimales" Alter resp. einen besonders günstigen Entwicklungszeitpunkt für den Kita-Eintritt gibt, kann bislang also nicht klar beantwortet werden. Dennoch sind wir der Meinung, dass es der Bindungssicherheit des Kindes besondere Beachtung zu schenken gilt und es wünschenswert wäre, dass Strukturen geschaffen werden (wie beispielsweise mittels Elternzeit oder bezahlter Hausarbeit), die es Eltern erlauben, in die Bindung ihrer Kinder in den ersten zwei Lebensjahren besonders intensiv zu investieren. Bedenkt man die zentrale Bedeutung einer sicheren Bindung für den Selbstwert, die Selbstwirksamkeit und die Emotionsregulation der Kinder als Grundfeste einer gesunden Psyche, lohnt sich diese Investition aus psychologischer Sicht mannigfach.

4.5 Engagierte und feinfühlige Eltern als Schlüsselfiguren und Belastungspuffer

Zu den solidesten und am meisten replizierten Befunden in der bisherigen Kita-Forschung gehört, dass familiäre Faktoren (elterliche Feinfühligkeit, Qualität des Familienumfelds und Höhe des Haushaltseinkommens) insgesamt die Kindesentwicklung stärker prägen als die außerfamiliäre Kindertagesbetreuung (NICHD E.C.C.R.N. 2001, 2005b). Mit anderen Worten: Qualität und Quantität der Betreuungseinrichtungen verloren in der Mehrheit der Studien an Vorhersagekraft, sobald in den Analysen die wichtigsten Familienvariablen mitberücksichtigt wurden. Dies ist nicht weiter erstaunlich, da die Eltern unabhängig des Betreuungsmodells die wichtigsten Bezugspersonen des Kindes sind. Innerhalb der familiären Prädiktoren kristallisierte sich ein Faktor mit hoher Konsistenz in internationalen Vergleichen und unabhängig vom sozioökonomischen Status der Familien als der relevanteste heraus: die Feinfühligkeit der Eltern zu Hause (NICHD E.C.C.R.N. 1997). Ein Vergleich der Effektstärken aus der NICHD-Studie (2006) belegt diesen Befund statistisch, denn mit vereinzelten Ausnahmen waren die Effekte einer hohen Feinfühligkeit und einer guten Qualität der Eltern-Kind-Interaktionen auf diverse Aspekte der Kindesentwicklung größer als die Effekte der familienexternen Betreuungsqualität und -quantität. Allerdings sind dem bei sehr langer Fremdbetreuung (≥ 60 Std. pro Woche) und bei ungünstigem Betreuungsschlüssel (≥ 8 Kinder auf eine Betreuungsperson) auch Grenzen gesetzt. Dennoch kann festgehalten werden, dass Eltern meist den größten Einfluss auf die Entwicklung ihrer Kinder behalten, ungeachtet dessen, ob sie familienergänzende Betreuung in Anspruch nehmen. Aus diesem Grund sollen Eltern genügend Zeit mit ihnen verbringen, in denen sie emotional verfügbar sind, damit das Kind in diesen Stunden im Sinne der „Quality Time" ungeteilte Aufmerksamkeit erfährt (Becker-Stoll 2017; 8. Familienbericht des BMFSFJ 2012).

Familienergänzende Betreuung kann dem Kind zugemutet werden, doch verläuft dieser Anspruch nicht stressfrei, weder für die Kinder noch für die Eltern. In Bezug auf die Stressbelastung der Kinder haben Ahnert et al. (2004) nachgewiesen, dass die mittels Speichelcortisols erfassten physiologischen Stresslevels von 15-monatigen Kindern bei der Trennung von der Mutter während der Eingewöhnungszeit erheblich ist. Die Werte lagen 75–100 % höher als bei Kindern, die zu Hause betreut wurden. Allerdings offenbarte sich die stressdämpfende Wirkung einer sicheren Eltern-Kind-Bindung beim Übergang zwischen den Settings (Ankommen in der Kita in Anwesenheit der Mutter). Die Cortisolwerte der sicher gebundenen Kinder blieben auf relativ tiefem Niveau, solange die Mutter anwesend war. Diese Pufferfunktion zeigte sich jedoch nicht bei unsicher gebundenen Kindern, deren Cortisolwerte auch bei mütterlicher Begleitung signifikant erhöht blieben. Bei der Verabschiedung der Mütter stieg das Stressniveau bei allen Kindern an und nun protestierten die sicher gebundenen Kinder mittels Quengeln und Schreien kurzfristig am intensivsten; sie zeigten Bindungsverhalten, also Kommunikation des Bedürfnisses nach Nähe der Bezugsperson. Auf der Ebene der stresshormonellen Daten gab es allerdings keine Anzeichen dafür, dass die Trennungssituationen für sie belastender verliefen, im Gegenteil zeigten die unsicher gebundenen Kinder höhere physiologische Stressreaktionen (Ahnert et al. 2004). Die Ergebnisse (sicher gebunden: rascher Abfall des Stresshormons Cortisol; unsicher gebunden: lange erhöhte Cortisolwerte) sind vergleichbar zur Reaktion auf Trennung im Labor (vgl. Spangler und Zimmermann 2019) und Anzeichen, dafür, dass die Trennung die Kinder stresst.

Eltern sollten sich bewusst sein, dass sie die Aufgabe der Kinderbetreuung nicht an die Kitas wegdelegieren können und sie die kindliche Belastung durch ihr eigenes feinfühliges Verhalten abzufedern helfen (vgl. Abb. 3.1). Dazu gehören unter anderem sorgfältige und sensible Settingwechsel (von zu Hause in die Kita und umgekehrt) mit besonders liebevoller und duldsamer Zuwendung während dieser Zeitfenster sowie eine sanfte und achtsame Eingewöhnungszeit.

Merksätze

1. Die Folgen außerfamiliärer Betreuung für die kindliche Entwicklung hängen von diversen Faktoren ab, insbesondere von der Quantität der in der Betreuungseinrichtung verbrachten Zeit, von der Qualität des Betreuungsangebots sowie der Fürsorge und Feinfühligkeit der Eltern zu Hause.
2. In Abhängigkeit der Quantität und der Qualität der Betreuung sind sowohl negative als auch positive Auswirkungen bekannt, doch erwiesen sich innerfamiliäre Faktoren konsistent als die stärkeren Prädiktoren für die gesunde kindliche Entwicklung. Es gibt bei Säuglingen aber Grenzen, also ein Zuviel an Dauer und ein Zuwenig an Qualität der Fremdbetreuung.
3. Bei familienexterner Betreuung von Kleinkindern ist es wichtig, dass die Eltern das Kind mit hohem Engagement und Feinfühligkeit begleiten und im Gesamtarrangement eine prioritäre stressregulierende und sicherheitsgebende Funktion einnehmen.

Zusammenfassung und Schlusswort 5

Zusammengenommen deuten die bisherigen wissenschaftlichen Erkenntnisse darauf hin, dass Kinder, die ab einem frühen Alter und/oder während einem Großteil der Zeit im Kleinkindalter außerfamiliär betreut werden, ein höheres Risiko für spätere Verhaltensauffälligkeiten aufweisen und dieser Befund bleibt robust bis ins Jugendalter. Allerdings findet sich dieser Zusammenhang weniger oder gar nicht bei Kindern, die eine qualitativ sehr hochwertige Fremdbetreuung erhalten. Nur hohe Betreuungsqualität wirkt sich günstig auf die kognitive und sprachliche Entwicklung aus und auch dieser Effekt ist relativ stabil über die gesamte Schullaufbahn bis zum 15. Lebensjahr. Kinder aus sozial benachteiligten oder einkommensschwachen Familien profitieren nur dann, wenn hohe Qualität von diesen zusätzlichen Entwicklungsanreizen gegeben ist.

Damit kann festgehalten werden, dass positive Effekte der familienexternen Betreuung insbesondere bei kognitiven und teils sozialen Variablen (Sprachentwicklung, kognitive Entwicklung, Sozialkompetenz), jedoch häufig ungünstige Effekte bezüglich Verhaltensauffälligkeiten gefunden wurden. Die bisherige Datenlage liefert dagegen keine durchgängigen Belege dafür, dass die Berufstätigkeit beider Eltern oder der Umstand der außerfamiliären Betreuung *per se* negative Folgen für die kindliche (Bindungs-)Entwicklung hätten. Unsichere Bindungen ließen sich in Studien meist nur dann vorhersagen, wenn das Kind sowohl eine extensive oder minderwertige Betreuung außerhalb der Familie als auch gleichzeitig eine geringe elterliche Feinfühligkeit zu Hause erfuhr oder aber die Qualität der Fremdbetreuung so schlecht war, dass die mütterliche Feinfühligkeit dies nicht mehr kompensieren konnte. Folglich scheint das Thema komplex und multifaktoriell bedingt: Die Bedeutung außerfamiliärer Betreuung für die kindliche Entwicklung ist abhängig von der Qualität der Betreuung, der „Dosis" und der Bindung und Fürsorge der Eltern.

© Springer Fachmedien Wiesbaden GmbH, ein Teil von Springer Nature 2019　　35
M. Zemp et al., *Außerfamiliäre Betreuung von Kleinkindern*, essentials,
https://doi.org/10.1007/978-3-658-27596-9_5

Bei der Interpretation der Forschungsbefunde zu den Auswirkungen von familienexterner Betreuung auf die Kindesentwicklung sind zwei wichtige Aspekte zu beachten: die Effektstärken (d. h. die Größe der statistischen Effekte) und die Frage nach der Generalisierbarkeit der vornehmlich amerikanischen Untersuchungen. Erstens sind die Effekte in den einschlägigen Studien durchgängig als gering bis moderat einzustufen. Außerfamiliäre Kinderbetreuung alleine erklärte häufig nur einen geringen Varianzanteil (< 5 %) der Entwicklungs-outcomes (NICHD E.C.C.R.N. 2006). Dies bedeutet, dass bei einem kleinen Teil der untersuchten Kinder das Risiko für Problemverhalten mit der Dauer der täglichen Fremdbetreuung anstieg. Viele entwickelten aber vor allem dann klinisch auffällige Verhaltensprobleme, wenn noch weitere psychosoziale Risikofaktoren vorlagen. Vergleichbar ist der Varianzanteil beim kognitiven Zuwachs durch Fremdbetreuung ebenfalls eher gering.

Zweitens basiert die Mehrheit der geschilderten Studien auf angloamerikanischen Daten. Es ist ungewiss, inwieweit diese Befunde auf den deutschsprachigen Raum übertragbar sind. Es ist gut denkbar, dass sich amerikanische Familien, die Kindertagesbetreuung in Anspruch nehmen, in vielerlei Hinsicht von europäischen Familien unterscheiden (u. a. Bildungsstand der Eltern, Einkommen, Gründe für die elterliche Berufstätigkeit). Neuere Untersuchungen aus Norwegen, wo Betreuungseinrichtungen landesweit relativ hohe Qualitätsstandards aufweisen, bestätigten die in amerikanischen Daten gefundenen Zusammenhänge zwischen der Anzahl der Betreuungsstunden und Verhaltensauffälligkeiten beispielsweise nicht (Zachrisson et al. 2013). Allerdings sind diese Studien ebenfalls für den deutschsprachigen Raum nicht repräsentativ, da in Skandinavien die Elternzeit und familienexterne Kinderbetreuung anders geregelt sind und breiteren gesellschaftlichen Zuspruch finden. Forschungsbedarf besteht daher weiterhin für den deutschen Sprachraum, insbesondere für die Schweiz. Mit nur 14 Wochen bezahltem Mutterschaftsurlaub und bislang keinem gesetzlich geregelten Vaterschaftsurlaub bildet die Schweiz als Land mit sehr hohem BIP eine beschämende Sonderrolle und es besteht dringender Forschungsbedarf in Bezug auf die Folgen dieser restriktiven politischen Rahmenbedingungen für das Funktionsniveau von Familien mit kleinen Kindern.

Was bisherige Studien außerdem nicht untersuchten, ist die Frage der subjektiven Wertigkeit des Kindes, welche aus unserer Sicht eine Schlüsselrolle spielt. Wenn das Kind in den Interaktionen mit seinen Eltern seine Bedeutung erfährt, sich als liebenswert, wichtig und emotional getragen fühlt, dann dürfte es weniger bedeutsam sein, ob das Kind zusätzlich familienextern betreut wird. Es spürt, dass die Eltern an seinem Wohl interessiert sind und dieses über die eigenen Bedürfnisse stellen. Fühlt sich das Kind aber abgeschoben, auf der Prioritätenliste der

Eltern an hinterer Stelle, ist dies für seinen Selbstwert schädlich und der Kita-Besuch wird als Zurückweisung und Kränkung empfunden. Da Kleinkinder diese Differenzierung rational noch nicht vornehmen können, ist davon auszugehen, dass sie dieses Getragenwerden und ihre Wertigkeit für die Eltern emotional spüren. Ob dieser Aspekt mit der elterlichen Feinfühligkeit ganz abgedeckt wird, ist schwierig zu entscheiden, doch sicherlich ist diese ein wichtiger Teil des Ganzen.

Wir haben gesehen, dass ein Großteil der Varianz in den untersuchten Parametern der Kindesentwicklung durch den alleinigen Faktor der außerfamiliären Betreuung unerklärt bleibt und Familienfaktoren meist stärkere Effekte erzielen. Dies erfordert eine Einbettung des aktuellen Forschungsstands in einen breiteren, gesamtfamiliären Rahmen. Die Auswirkungen familienergänzender Kinderbetreuung können nur dann angemessen interpretiert werden, wenn die Fürsorgequalität in beiden Settings (innerhalb und außerhalb der Familie) gemeinsam berücksichtigt wird. Das Zuhause bleibt das Zentrum des Aufwachsens und die primäre Sozialisations- und Erziehungsstätte für Kinder, auch wenn sie im Kleinkindalter viel Zeit in Kitas verbringen. Zum einen bedeutet dies, dass Fremdbetreuung im Gesamten betrachtet das Kind in seiner Entwicklung weniger prägt als Risikofaktoren innerhalb der Familie, wie etwa niedriges Haushaltseinkommen, soziale Benachteiligung, geringe Anregung, hohes elterliches Stresserleben, Eltern mit geringer Feinfühligkeit oder psychischen Störungen oder Eltern, die mit ihrer Rolle und Situation überlastet, überfordert oder stark unzufrieden sind. In solch belasteten Familien kann eine gute außerfamiliäre Betreuung meist eine kompensatorische Wirkung entfachen.

Zum anderen stellen gute familiäre Bedingungen (sichere Bindungserfahrungen, autoritative Erziehung, eine zufriedene und stabile elterliche Partnerschaft mit gutem „Coparenting"[1]) das wichtigste Fundament für die gesunde psychische Entwicklung von Kindern dar (Bodenmann 2016; Zemp und Bodenmann 2015). Deshalb gibt es aus gesamtpolitischer Sicht eine doppelte Agenda: Neben der Verbesserung und Aufrechterhaltung von hoher Qualität in Kindertageseinrichtungen durch kommunal-, familien- und bildungspolitische Bestrebungen, bedarf es professioneller evidenzbasierter Angebote zur Stärkung der familiären Schutzfaktoren. In der Schweiz stehen beispielsweise das wissenschaftlich fundierte Paarpräventionsprogramm *Paarlife* (Bodenmann 2000; Zemp et al. 2016) oder das *Freiburger Feinfühligkeitstraining* (Hänggi et al. 2011) zur Verfügung; in Deutschland wird das *Ein partnerschaftliches Lernprogramm EPL* (Thurmaier et al. 1999), *Sichere Ausbildung für Eltern SAFE®* (Brisch 2010) oder *Steps Toward*

---

[1]Elterliche Kooperation und gegenseitige Unterstützung in der Erziehung.

Effective Enjoyable Parenting STEEP^{TM} (Erickson und Egeland 2016; deutsche Adaptation von Suess et al. 2016) erfolgreich angeboten. Es braucht günstige Rahmenbedingungen, welche für Eltern die subjektiven Barrieren mindern, an diesen fachkundigen Programmen teilzunehmen, hinsichtlich Finanzierbarkeit, organisatorischer Machbarkeit und Erreichbarkeit der Angebote. Ferner sollte eine verbesserte Vereinbarkeit von junger Elternschaft und Beruf erzielt werden, sodass Kleinstkinder nicht bereits in den ersten Lebensmonaten und dann anfangs nur für wenige Stunden am Tag außerfamiliär betreut werden müssen. Die WHO (2011) fordert mindestens 26 Wochen obligatorischen Mutterschaftsurlaub, um das Kind während des ersten halben Jahres ausschließlich durch Stillen zu ernähren. Es sollten daher gesellschaftliche Lösungen und betriebliche Strukturen geschaffen werden (bezahlte Elternzeit oder Familienarbeit, Intensivierung der Möglichkeiten zur Teilzeitbeschäftigung, flexible Arbeits- und Ferienzeiten, Flexibilität bei Krankheit des Kindes etc.), damit eine optimale Betreuung der Kinder gewährleistet werden kann.

Im Ganzen betrachtet zeigt der gegenwärtige Kenntnisstand, dass außerfamiliäre Kinderbetreuung unter bestimmten Umständen bei manchen Kindern negative Folgen haben kann. Wir müssen bedenken: Studien treffen immer nur Aussagen über Durchschnittswerte. Es gibt nicht *das* optimale Betreuungsmodell als „one-size-fits-all"-Modell für alle Kinder. Es ist anzunehmen, dass es insbesondere sensible Kinder mit sogenannten schwierigem Temperament (hohe Irritierbarkeit, geringe Anpassungsfähigkeit) sind, welche hier eine spezielle Vulnerabilität aufweisen und auf eine liebevolle, sensitive und emotional tragende Umgebung in besonderem Maße angewiesen sind (Zemp 2018; Zimmermann et al. 2009; Zimmermann und Spangler 2016). Es ist empirisch belegt, dass Babys mit einem schwierigeren Temperament oder mit einer ungünstigen genetischen Disposition (mit einer erhöhten Anfälligkeit für negative Umwelteinflüsse) erschwerte Startbedingungen für ein Fremdbetreuungsarrangement haben und in diesem Zusammenhang einem erhöhten Risiko für spätere Verhaltensprobleme ausgesetzt sind (Belsky und Pluess 2013; De Schipper et al. 2004). Aus diesem Grund gibt es immer nur individuelle Lösungen. Feinfühlige Eltern spüren intuitiv, ob es dem Kind in der spezifischen Betreuungskonstellation gut geht, ob diese für das Kind und sein Alter passend ist und wie viel externe Betreuung ihm zugemutet werden kann.

Einer der zentralsten Befunde aus der einschlägigen Forschung erscheint uns, dass Säuglinge und Kleinkinder nur bei guter Qualität der Einrichtung (u. a. bei einem deutlich geringeren Betreuungsschlüssel als 8:1) und bei angemessener Dosierung (altersgerechte Stunden an Fremdbetreuung pro Woche) auch sichere Bindungen an ihre Bezugspersonen aufbauen und erhalten können, wenn diese feinfühlig sind. Fremdbetreuung mit nur mittlerer oder geringer Qualität kompensiert eine mangelnde elterliche Feinfühligkeit oder psychosoziale Risiken nicht. Die eigene Betreuungsqualität als Elternteil, d. h. ihre Feinfühligkeit gegenüber dem Kind ist und bleibt der stärkste Prädiktor für dessen Bindungssicherheit. Kleinkinder scheinen fähig zu sein, mehrere Bindungen zu wenigen vertrauten Personen einzugehen und mithilfe gezielter Eingewöhnung kurze Trennungsphasen zu überbrücken, während sie die zentrale Bindung zu den Eltern aufrechterhalten können.

Trotzdem ist Kindertagesbetreuung bindungstheoretisch nicht immer völlig unproblematisch und kann der elterlichen Feinfühligkeit und einer sicheren Bindungsqualität abträglich sein, wenn die Eltern aufgrund einer zu geringen gemeinsam mit dem Kind verbrachten Zeit zu wenige Verhaltensstichproben haben, um das Kind ausreichend zu kennen und infolge seine Signale nicht akkurat lesen und interpretieren können. Daher ist es die vorrangige Aufgabe der Eltern, ihre sicherheitsgebende Funktion und die sichere Bindung des Kindes zum Elternteil auch angesichts mehrerer Betreuungspersonen mit emotionaler Priorität und hohem Engagement mittels feinfühliger und liebevoller Begleitung sicherzustellen und dem Kind durch genügend Zeit (quantitativ und qualitativ) seine Wichtigkeit und Wertigkeit zu vermitteln. Ein Kleinkind benötigt zunächst einen „Fremdwert" durch die primären Bindungspersonen, auf dem es einen gesunden Selbstwert aufbauen kann. Unter Berücksichtigung des gut gesicherten Kenntnisstands der Bindungsforschung wird die substanzielle Bedeutung von sicheren Bindungen für die gesamte menschliche Entwicklung deutlich. Für das psychische Wohl von Kindern ist deshalb elementar, dass sie insbesondere in der sensiblen Bindungsphase, aber auch darüber hinaus, Entwicklungsbedingungen vorfinden, unter denen sie sichere Bindungserfahrungen erleben können. Letztlich scheint nicht nur die Frage relevant, ob das Kind familienintern oder -extern betreut wird, sondern vor allem auch, ob es genügend Erfahrung der Geborgenheit, Sicherheit und Wertigkeit machen kann – innerhalb und außerhalb der Kernfamilie.

Was Sie aus diesem Essential mitnehmen können

- Die möglichen Folgen außerfamiliärer Betreuung für die kindliche Entwicklung hängen von verschiedenen Faktoren *beider* Betreuungskontexte ab: innerhalb und außerhalb der Kernfamilie. Insbesondere sind die Qualität der Betreuungseinrichtung, die Quantität der Inanspruchnahme und die Fürsorge der Eltern zu Hause von zentraler Bedeutung.
- Kleinkinder können bei guter Qualität der Einrichtung und bei angemessener Dosierung sichere Bindungen an ihre Bezugspersonen aufbauen und erhalten, wenn diese feinfühlig sind.
- Ungünstige Effekte der familienexternen Betreuung wurden insbesondere bezüglich kindlichen Verhaltensauffälligkeiten gefunden, jedoch häufig auch positive Auswirkungen auf die kognitive und sprachliche Entwicklung. Erst eine qualitativ gute (aber nicht schon mittelgute) Betreuung entfaltete positive Effekte.
- Die elterliche Feinfühligkeit gilt als der stärkste bekannte Prädiktor für das kindliche Bindungsmuster und dieser Befund erweist sich als robust für alle Familien, unabhängig davon, ob Eltern familienergänzende Betreuung beanspruchen.
- Die Familie ist und bleibt die primäre Betreuungs-, Erziehungs- und Sozialisationsstätte, die das Kind in seiner Entwicklung in der Regel stärker prägt als irgendeine Form der nicht-elterlichen Betreuung.
- Aus diesem Grund stehen Eltern in der Pflicht, das Kind angesichts mehrerer Betreuungssysteme liebevoll-engagiert und feinfühlig zu begleiten, um die potenziell negativen Auswirkungen zu puffern. Im gesamten Betreuungsarrangement sind sie primär für die stressregulierende und sicherheitsgebende Funktion verantwortlich.

© Springer Fachmedien Wiesbaden GmbH, ein Teil von Springer Nature 2019 41
M. Zemp et al., *Außerfamiliäre Betreuung von Kleinkindern*, essentials,
https://doi.org/10.1007/978-3-658-27596-9

Literatur

Ahnert, L. (2010). *Wieviel Mutter braucht ein Kind? Bindung – Bildung – Betreuung: öffentlich und privat.* Heidelberg: Spektrum Akademischer Verlag.

Ahnert, L., & Lamb, M. E. (2003). Shared care: Establishing a balance between home and child care settings. *Child Development, 74,* 1044–1049.

Ahnert, L., Rickert, H., & Lamb, M. E. (2000). Shared caregiving: Comparisons between home and child-care settings. *Developmental Psychology, 36,* 339–351.

Ahnert, L., Gunnar, M. R., Lamb, M. E., & Barthel, M. (2004). Transition to child care: Associations with infant-mother attachment, infant negative emotion, and cortisol elevations. *Child Development, 75,* 639–650.

Ahnert, L., Pinquart, M., & Lamb, M. E. (2006). Security of children's relationships with nonparental care providers: A meta-analysis. *Child Development, 77,* 664–679.

Ainsworth, M. (1977). Feinfühligkeit versus Unempfindlichkeit gegenüber Signalen des Babys. In K. E. Grossmann (Hrsg.), *Entwicklung der Lernfähigkeit in der sozialen Umwelt* (S. 98–107). München: Kindler.

Ainsworth, M., Blehar, M., Waters, E., & Wall, S. (1978). *Patterns of attachment: Assessed in the strange situation and at home.* Hillsdale: Erlbaum.

Andersson, B. (1992). Effects of day-care on cognitive and socioemotional competence of thirteen-year-old Swedish schoolchildren. *Child Development, 63,* 20–36.

Averdijk, M., Besemer, S., Eisner, M., Bijleveld, C., & Ribeaud, D. (2011). The relationship between quantity, type, and timing of external childcare and child problem behaviour in Switzerland. *European Journal of Developmental Psychology, 8,* 637–660.

Bates, J. E., Marvinney, D., Kelly, T., Dodge, K. A., Bennett, D. S., & Pettit, G. S. (1994). Child care history and kindergarten adjustment. *Developmental Psychology, 30,* 690–700.

Baydar, N., & Brooks-Gunn, J. (1991). Effects of maternal employment and child-care arrangements on preschoolers' cognitive and behavioral outcomes: Evidence from the Children of the National Longitudinal Survey of Youth. *Developmental Psychology, 27,* 932–945.

Becker-Stoll, F. (2017). Zeit für den Aufbau von Bindungsbeziehungen in Familie und Kita. In P. Zimmermann & G. Spangler (Hrsg.), *Feinfühlige Herausforderung. Bindung in Familie, Kita, Kinderheim und Jugendhilfe* (S. 61–76). Gießen: Psychosozial-Verlag.

Becker-Stoll, F., & Textor, M. R. (2007). *Die Erzieherin-Kind-Beziehung: Zentrum von Bildung und Erziehung.* Berlin: Cornelsen Scriptor.

© Springer Fachmedien Wiesbaden GmbH, ein Teil von Springer Nature 2019

M. Zemp et al., *Außerfamiliäre Betreuung von Kleinkindern*, essentials,

https://doi.org/10.1007/978-3-658-27596-9

Becker-Stoll, F., Berkic, J., & Kalicki, B. (2010). *Bildungsqualität für Kinder in den ersten drei Lebensjahren*. Berlin: Cornelsen Scriptor.

Becker-Stoll, F., Niesel, R., & Wertfein, M. (2015). *Handbuch Kinderkrippe: So gelingt Qualität in der Tagesbetreuung* (2. Aufl.). Freiburg i. B.: Herder.

Beckh, K., Mayer, D., Berkic, J., & Becker-Stoll, F. (2014). Der Einfluss der Einrichtungsqualität auf die sprachliche und sozial-emotionale Entwicklung von Kindern mit und ohne Migrationshintergrund. *Frühe Bildung, 3*, 73–81.

Beijersbergen, M. D., Juffer, F., Bakermans-Kranenburg, M. J., & van IJzendoorn, M. H. (2012). Remaining or becoming secure: Parental sensitive support predicts attachment continuity from infancy to adolescence in a longitudinal adoption study. *Developmental Psychology, 48*, 1277–1282.

Belsky, J. (2001). Emanuel miller lecture: Developmental risks (still) associated with early child care. *Journal of Child Psychology and Psychiatry, 42*, 845–859.

Belsky, J., & Pluess, M. (2013). Genetic moderation of early child-care effects on social functioning across childhood: A developmental analysis. *Child Development, 84*, 1209–1225.

Belsky, J., Vandell, D. L., Burchinal, M., Clarke-Stewart, K. A., McCartney, K., Owen, M. T., & NICHD, E. C. C. R. N. (2007). Are there long-term effects of early child care? *Child Development, 78*, 681–701.

Bernal, R. (2008). The effect of maternal employment and child care on children's cognitive development. *International Economic Review, 49*, 1173–1209.

Bodenmann, G. (2000). *Stress und Coping bei Paaren*. Göttingen: Hogrefe.

Bodenmann, G. (2016). *Lehrbuch Klinische Paar- und Familienpsychologie* (2. Aufl.). Bern: Hogrefe.

Bodenmann, G., & Shantinath, S. D. (2004). The Couples Coping Enhancement Training (CCET): A new approach to prevention of marital distress based upon stress and coping. *Family Relations, 53*, 477–484.

Bowlby, J. (1969). *Attachment: Attachment and loss* (Bd. 1). New York: Basic Books.

Bowlby, J. (1973). *Separation: Anger and anxiety. Attachment and loss* (Bd. 2). New York: Basic Books.

Braungart-Rieker, J. M., Garwood, M. M., Powers, B. P., & Wang, X. (2001). Parental sensitivity, infant affect, and affect regulation: Predictors of later attachment. *Child Development, 72*, 252–270.

Brisch, K. H. (2010). *SAFE® – Sichere Ausbildung für Eltern*. Stuttgart: Klett-Cotta.

Brisch, K. H., & Hellbrügge, T. (2009). *Kinder ohne Bindung. Deprivation, Adoption und Psychotherapie*. Stuttgart: Klett-Cotta.

Broekhuizen, M. L., van Aken, M. A., Dubas, J. S., & Leseman, P. P. (2018). Child care quality and Dutch 2-and 3-year-olds' socio-emotional outcomes: Does the amount of care matter? *Infant and Child Development, 27*, e2043.

Buehler, C., & O'Brien, M. (2011). Mothers' part-time employment: Associations with mother and family well-being. *Journal of Family Psychology, 25*, 895–906.

Bundesamt für Statistik Schweiz (2017). *Familien in der Schweiz. Statistischer Bericht 2017*. Neuchâtel: Bundesamt für Statistik.

Bundesministerium für Familie, Senioren, Frauen und Jugend BMFSFJ (2012). *8. Familienbericht: Zeit für Familie – Familienzeitpolitik als Chance einer nachhaltigen Familienpolitik*. Berlin: BMFSFJ.

Coley, R. L., & Lombardi, C. M. (2013). Does maternal employment following childbirth support or inhibit low-income children's long-term development? *Child Development, 84*, 178–197.

De Schipper, J. C., Tavecchio, L. W. C., Van IJzendoorn, M. H., & van Zeijl, J. (2004). Goodness-of-fit in center day care: Relations of temperament, stability, and quality of care with the child's adjustment. *Early Childhood Research Quarterly, 19*, 257–272.

Erickson, M. F., & Egeland, B. (2016). *Die Stärkung der Eltern-Kind-Bindung: Frühe Hilfen für die Arbeit mit Eltern von der Schwangerschaft bis zum zweiten Lebensjahr des Kindes durch das STEEP-Programm* (4. Aufl.). Stuttgart: Klett-Cotta.

Fearon, R. P., Bakermans-Kranenburg, M. J., Van IJzendoorn, M. H., Lapsley, A., & Roisman, G. I. (2010). The significance of insecure attachment and disorganization in the development of children's externalizing behavior: A meta-analytic study. *Child Development, 81*, 435–456.

Fraley, R. C. (2002). Attachment stability from infancy to adulthood: Meta-analysis and dynamic modeling of developmental mechanisms. *Personality and Social Psychology Review, 6*, 123–151.

Fthenakis, W. E., & Textor, M. R. (1998). *Qualität von Kinderbetreuung: Konzepte, Forschungsergebnisse, internationaler Vergleich*. Weinheim/Basel: Beltz.

Groh, A. M., Fearon, R. M., Van IJzendoorn, M. H., Bakermans-Kranenburg, M. J., & Roisman, G. I. (2017a). Attachment in the early life course: Meta-analytic evidence for its role in socioemotional development. *Child Development Perspectives, 11*, 70–76.

Groh, A. M., Narayan, A. J., Bakermans-Kranenburg, M. J., Roisman, G. I., Vaughn, B. E., Fearon, R. M., & Van IJzendoorn, M. H. (2017b). Attachment and temperament in the early life course: A meta-analytic review. *Child Development, 88*, 770–795.

Grossmann, K. E., Grossmann, K., & Waters, E. (2006). *Attachment from infancy to adulthood: The major longitudinal studies*. New York: Guilford Press.

Grossmann, K., & Grossmann, K. E. (2012). *Bindungen – das Gefüge psychischer Sicherheit*. Stuttgart: Klett-Cotta.

Grossmann, K. E., Grossmann, K., Kindler, H., & Zimmermann, P. (2008). A wider view of attachment and exploration: The influence of mothers and fathers on the development of psychological security from infancy to young adulthood. In J. Cassidy & P. R. Shaver (Hrsg.), *Handbook of attachment: Theory, research, and clinical applications* (S. 857–879). New York: Guilford.

Hänggi, Y., Schweinberger, K., & Perrez, M. (2011). *Feinfühligkeitstraining für Eltern. Kursmanual zum Freiburger Trainingsprogramm „Wie sagt mein Kind, was es braucht?"*. Bern: Hogrefe.

Harrison, L. J., & Ungerer, J. A. (2002). Maternal employment and infant-mother attachment security at 12 months postpartum. *Developmental Psychology, 38*, 758–773.

Hoffman, L. W., & Youngblade, L. M. (1999). *Mothers at work: Effects on children's wellbeing*. Cambridge: Cambridge University Press.

Holmes, J. (2002). *John Bowlby und die Bindungstheorie*. München: Reinhardt.

Howes, C. (1990). Can the age of entry into child care and the quality of child care predict adjustment in kindergarten? *Developmental Psychology, 26*, 292–303.

Huston, A. C., & Aronson, S. R. (2005). Mothers' time with infant and time in employment as predictors of mother-child relationships and children's early development. *Child Development, 76*, 467–482.

Keller, H., Lohaus, A., Völker, S., Cappenberg, M., & Chasiotis, A. (1999). Temporal contingency as an independent component of parenting behavior. *Child Development, 70,* 474–485.

Kindler, H., Grossmann, K. E., & Zimmermann, P. (2002). Kind-Vater-Bindungsbeziehungen und Väter als Bindungspersonen. In H. Walter (Hrsg.), *Männer als Väter. Sozialwissenschaftliche Theorie und Empirie* (S. 685–741). Gießen: Psychosozial-Verlag.

Kreppner, J. M., O'Connor, T. G., & Rutter, M. (2001). Can inattention/overactivity be an institutional deprivation syndrome? *Journal of Abnormal Child Psychology, 29,* 513–528.

Largo, R. H., & Czernin, M. (2011). *Jugendjahre. Kinder durch die Pubertät begleiten.* München: Piper.

Layzer, J. I., Goodson, B. D., & Moss, M. (1993). *Observational study of early childhood programs: Life in preschool.* Office of the Under Secretary: US Department of Education.

Love, J. M., Harrison, L., Sagi-Schwartz, A., IJzendoorn, M. H. V., Ross, C., Ungerer, J. A., Raikes, H., Brady-Smith, C., Boller, K., Brooks-Gunn, J., & Chazan-Cohen, R. (2003). Child care quality matters: How conclusions may vary with context. *Child Development, 74,* 1021–1033.

Mayer, D., Beckh, K., Berkic, J., & Becker-Stoll, F. (2013). Erzieherin-Kind-Beziehungen und kindliche Entwicklung. Der Einfluss von Geschlecht und Migrationshintergrund. *Zeitschrift für Pädagogik, 59,* 803–816.

NICHD E.C.C.R.N. (1997). The effects of infant child care on infant-mother attachment security: Results of the NICHD Study of Early Child Care. *Child Development, 68,* 860–879.

NICHD E.C.C.R.N. (2001). Child-care and family predictors of preschool attachment and stability from infancy. *Developmental Psychology, 37,* 847–862.

NICHD E.C.C.R.N. (2002). Early child care and children's development prior to school entry: Results from the NICHD Study of Early Child Care. *American Educational Research Journal, 39,* 133–164.

NICHD E.C.C.R.N. (2003a). Does amount of time spent in child care predict socioemotional adjustment during the transition to kindergarten? *Child Development, 74,* 976–1005.

NICHD E.C.C.R.N. (2003b). Early child care and mother-child interaction from 36 months through first grade. *Infant Behavior and Development, 26,* 345–370.

NICHD E.C.C.R.N. (2004). Type of child care and children's development at 54 months. *Early Childhood Research Quarterly, 19,* 203–230.

NICHD E.C.C.R.N. (2005a). Early child care and children's development in the primary grades: Follow-up results from the NICHD Study of Early Child Care. *American Educational Research Journal, 42,* 537–570.

NICHD E.C.C.R.N. (2005b). Predicting individual differences in attention, memory, and planning in first graders from experiences at home, child care, and school. *Developmental Psychology, 41,* 99–114.

NICHD E.C.C.R.N. (2006). Child-care effect sizes for the NICHD Study of Early Child Care and Youth Development. *American Psychologist, 61,* 99–116.

Panova, R., & Buber-Ennser, I. (2016). Attitudes towards parental employment: A ranking across Europe, Australia, and Japan. *Journal of Research in Gender Studies, 6,* 11–37.

Peisner-Feinberg, E. S., Burchinal, M. R., Clifford, R. M., Culkin, M. L., Howes, C., Kagan, S. L., & Yazejian, N. (2001). The relation of preschool child-care quality to children's cognitive and social developmental trajectories through second grade. *Child Development, 72,* 1534–1553.

Planalp, E. M., & Braungart-Rieker, J. M. (2013). Temperamental precursors of infant attachment with mothers and fathers. *Infant Behavior & Development, 36,* 796–808.

Rauh, H., Ziegenhain, U., Müller, B., & Wijnroks, L. (2000). Stability and change in infant-mother attachment in the second year of life: Relations to parenting quality and varying degrees of day-care experience. In P. M. Crittenden & A. H. Claussen (Hrsg.), *The organization of attachment relationships: Maturation, culture, and context* (S. 251–276). New York: Cambridge University Press.

Sagi, A., Koren-Karie, N., Gini, M., Ziv, Y., & Joels, T. (2002). Shedding further light on the effects of various types and quality of early child care on infant – mother attachment relationship: The Haifa study of early child care. *Child Development, 73,* 1166–1186.

Schaffer, H. R. (1992). *Und was geschieht mit den Kindern? Psychologische Entscheidungshilfen in schwierigen familiären Situationen.* Bern: Huber.

Scher, A., & Mayseless, O. (2000). Mothers of anxious/ambivalent infants: Maternal characteristics and child-care context. *Child Development, 71,* 1629–1639.

Schneider, S., & Margraf, J. (2009). *Lehrbuch der Verhaltenstherapie. Band 3: Störungen im Kindes- und Jugendalter.* Berlin: Springer.

Shpancer, N. (1997). The link between caregiver-parent relations and children's experiences in daycare and at home: What does the research tell us? *Early Child Development and Care, 135,* 7–20.

Sonuga-Barke, E. J., Kennedy, M., Kumsta, R., Knights, N., Golm, D., Rutter, M., Maughan, B., Schlotz, W., & Kreppner, J. (2017). Child-to-adult neurodevelopmental and mental health trajectories after early life deprivation: the young adult follow-up of the longitudinal English and Romanian Adoptees study. *The Lancet, 389,* 1539–1548.

Spangler, G., & Zimmermann, P. (2019). *Die Bindungstheorie: Grundlagen, Forschung und Anwendung* (8. Aufl.). Stuttgart: Klett-Cotta.

Statistisches Bundesamt Deutschland (2016). *Kindertagesbetreuung regional 2016. Ein Vergleich aller 402 Kreise in Deutschland.* Wiesbaden: Statistische Ämter des Bundes und der Länder.

Statistik Austria (2018). *Kindertagesheim-Statistik 2017/2018.* Wien: Bundesanstalt Statistik Österreich.

Suess, G. J. & Unzner, L. (2017). Das Ainsworth'sche Feinfühligkeitskonzept und seine Bedeutung in den Frühen Hilfen. In P. Zimmermann & G. Spangler (Hrsg.), *Feinfühlige Herausforderung. Bindung in Familie, Kita, Kinderheim und Jugendhilfe* (S. 43–52). Gießen: Psychosozial-Verlag.

Suess, G. J., Bohlen, U., Carlson, E. A., Spangler, G., & Frumentia Maier, M. (2016). Effectiveness of attachment based STEEP[TM] intervention in a German high-risk sample. *Attachment & Human Development, 18,* 443–460.

Thurmaier, F., Engl, J., & Hahlweg, K. (1999). Eheglück auf Dauer? Methodik, Inhalte und Effektivität eines präventiven Paarkommunikationstrainings. Ergebnisse nach fünf Jahren. *Zeitschrift für Klinische Psychologie und Psychotherapie, 28,* 54–62.

Umemura, T., & Jacobvitz, D. B. (2014). Nonmaternal care hours and temperament predict infants' proximity-seeking behavior and attachment subgroups. *Infant Behavior and Development, 37,* 352–365.

Vandell, D. L., Belsky, J., Burchinal, M., Steinberg, L., & Vandergrift, N. (2010). Do effects of early child care extend to age 15 years? Results from the NICHD Study of Early Child Care and Youth Development. *Child Development, 81,* 737–756.

World Health Organization WHO. (2011). Exclusive breastfeeding for six months best for babies everywhere. WHO Media Centre. Abgerufen am 21. Juli 2018 unter: http://www.who.int/mediacentre/news/statements/2011/breastfeeding_20110115/en/.

Zachrisson, H. D., Dearing, E., Lekhal, R., & Toppelberg, C. O. (2013). Little evidence that time in child care causes externalizing problems during early childhood in Norway. *Child Development, 84,* 1152–1170.

Zemp, M. (2018). Die Bedeutung der Bindung für die kindliche Resilienz. *Schweizerische Zeitschrift für Heilpädagogik, 24*(4), 38–44.

Zemp, M., & Bodenmann, G. (2015). *Partnerschaftsqualität und kindliche Entwicklung. Ein Überblick für Therapeuten, Pädagogen und Pädiater.* Berlin: Springer.

Zemp, M., Milek, A., Cummings, E. M., Cina, A., & Bodenmann, G. (2016). How couple- and parenting-focused programs affect child behavioral problems: A randomized controlled trial. *Journal of Child and Family Studies, 25,* 798–810.

Zimmermann, P. (2000). Bindung, internale Arbeitsmodelle und Emotionsregulation: Die Rolle von Bindungserfahrungen im Risiko-Schutz-Modell. *Frühförderung Interdisziplinär, 19,* 119–129.

Zimmermann, P. (2012). Bindungsstörungen des Kindes- und Jugendalters. In G. Meinlschmidt, S. Schneider, & J. Margraf (Hrsg.), *Lehrbuch der Verhaltenstherapie.* Berlin: Springer.

Zimmermann, P. (2017). Bindung an den Vater: Eine andere Bindung? In P. Zimmermann & G. Spangler (Hrsg.), *Feinfühlige Herausforderung. Bindung in Familie, Kita, Kinderheim und Jugendhilfe* (S. 191–208). Gießen: Psychosozial-Verlag.

Zimmermann, P., Mohr, C., & Spangler, G. (2009). Genetic and attachment influences on adolescents' regulation of autonomy and aggressiveness. *Journal of Child Psychology and Psychiatry, 50,* 1339–1347.

Zimmermann, P., & Iwanski, A. (2018). Entwicklungsstörungen: Bindungsstörungen im Kindes- und Jugendalter. In M. A. Wirtz, C.-W. Kohlmann, & C. Salewski (Hrsg.), *Psychologie in der Gesundheitsförderung* (S. 667–670). Göttingen: Hogrefe.

Zimmermann, P., & Spangler, G. (2016). Effects of gene x attachment interaction on adolescents' emotion regulation and aggressive hostile behavior towards their mothers during a computer game. *Frontiers in Human Neuroscience, 10,* 1–9.

Zimmermann, P., & Spangler, G. (2017). *Feinfühlige Herausforderung. Bindung in Familie, Kita, Kinderheim und Jugendhilfe.* Gießen: Psychosozial-Verlag.